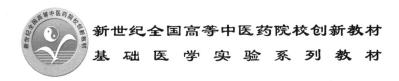

新世纪全国高等中医药院校创新教材

基础医学实验系列教材

总主编 肖子曾 严 杰　　总主审 黄政德

医学免疫学与病原生物学实验教程

（供医药类各专业用）

主 编　伍参荣　卢芳国

U0308119

中国中医药出版社

·北 京·

图书在版编目（CIP）数据

医学免疫学与病原生物学实验教程/伍参荣，卢芳国主编 . —北京：中国中医药出版社，2014.1
基础医学实验系列教材
ISBN 978 - 7 - 5132 - 1158 - 1

Ⅰ . ①医…　Ⅱ . ①伍…　②卢…　Ⅲ . ①医药学 - 免疫学 - 教材 ②病原微生物 - 教材　Ⅳ . ①R392 ②R37

中国版本图书馆 CIP 数据核字（2012）第 218116 号

中 国 中 医 药 出 版 社 出 版
北京市朝阳区北三环东路 28 号易亨大厦 16 层
邮政编码　100013
传真　010 64405750
北京市亚通印刷有限公司印刷
各地新华书店经销

*

开本 787 × 1092　1/16　印张 8.75　彩插 0.25　字数 198 千字
2014 年 1 月第 1 版　2014 年 1 月第 1 次印刷
书　号　ISBN 978 - 7 - 5132 - 1158 - 1

*

定价　25.00 元
网址　www.cptcm.com

前　言

随着现代医学科学技术、教育科学技术的进步与发展，医学教学理念也发生了深刻变化。尤其是在基础医学教学领域，不仅要求在教学过程中传授理论知识，更要求加强学生动手能力的训练，而且还要求教学方法、内容、手段规范和先进，以适应高等中医药院校发展的要求。

为此，湖南中医药大学在近20年基础医学实验教学改革的基础上，借鉴其他院校的经验，依照教育部对实验教学改革的要求，编写了本套基础医学实验系列教材，包括《人体解剖学实验教程》、《医学显微形态学实验教程》、《医学免疫学与病原生物学实验教程》、《生物化学与分子生物学实验教程》、《医学机能学实验教程》、《中医学基础实验教程》6本，主要适用于高等中医药院校各专业基础医学实验课程的教学。本系列教材打破了传统的学科界限，将性质相似的实验课重新组合；改变了传统的实验模式，提高了综合性实验和设计性实验的比例；用现代实验方法验证中医的经典理论。

由于我校基础医学实验教学条件所限，该套教材难免存在不足之处，恳请读者、教师和学生提出宝贵意见，以便再版时修订提高。

《基础医学实验系列教材》
编委会
2012 年 9 月

编写说明

　　自 20 世纪 80 年代末始，国内各中医药院校在西医课程实验教学方面逐步由简单验证性实验教学，进入到综合性实验教学，改善了学生的知识结构，开拓了科研思路，提高了实验操作技能。但随着医药科学技术的发展，已有中医专业西医课程的实验教学已难以满足日益发展的高等中医药教育的需求。为此，我们特编写了《医学免疫学与病原生物学实验教程》，供医学免疫学与病原生物学实验教学使用。

　　本教材参考国内外医学免疫学与病原生物学实验教学等权威性书籍进行编写，全书分为五个部分，即绪论、免疫学基础实验、病原生物学基础实验、综合性实验、设计性实验。

　　本实验教程中的基础实验部分主要帮助学习者掌握"三基"，验证理论教学。综合性实验部分是在基础实验基础上结合临床病原生物感染性疾病进行编写，将医学免疫学、医学微生物学、人体寄生虫学结合在一起，有利于医药各专业学生通过实验提高分析并解决问题的能力；药物的质量控制综合实验部分，依据药学专业的学习特点，帮助药学专业学生学习如何寻找可能使药物污染的环境、消毒措施等方面原因，提高对药物质控菌的检测认识，解决控制药物质量的方法。教程中的设计性实验部分通过病例提示，指导学生在学习医学免疫学、病原生物学的同时，学习如何开展实验设计，有利于提高医药各专业学生分析问题、解决问题的能力，为学生进行创新性研究提供思路。

　　初次尝试编写医学免疫学与病原生物学综合性实验与设计性实验教程，由于我们的学术水平有限，肯定有很多不足之处，敬请各位读者提出宝贵意见，以便再版时修订提高。

《医学免疫学与病原生物学实验教程》

编委会

2014 年 1 月

目 录

第一章 绪 论

一、病原生物实验室安全守则

《医学免疫学与病原生物学实验教程》包括医学免疫学、医学微生物学和人体寄生虫学三个专业的实验教学内容。实验中所用标本大多含有活的病原生物，其中有些病原生物的传染性很强。因此，实验中必须严格建立"无菌概念"，严格遵守无菌操作技术规范，防止实验中发生自身感染和环境污染。因此，特制定安全守则，希望全体师生共同遵守。

1. 进入实验室前必须穿好白大衣，离开时脱下并反折；必要时戴口罩、帽子。

2. 与实验无关物品不得放在实验操作台上；必要的学习用具可放入实验台抽屉内；实验指导应放置于远离操作的部位。

3. 实验室内严禁打闹喧哗、随便走动；禁止饮食、吸烟、咬笔杆、化妆、触摸隐形眼镜等。

4. 接触病原生物时，应严格按照无菌操作技术规范进行操作。

（1）接种环（针）在使用前后均应烧灼灭菌，用后插在接种环架上，不得任意放在桌面上。

（2）含细菌培养物或体液的试管必须加盖，直立插在试管架上，不得任意横放于桌面上；非操作时不得任意打开盖子并将盖子随意放于桌面；含菌培养平皿一律倒置搁放于桌面。

（3）实验用过的有菌器材等物品应放在指定的消毒容器内，不得随意放在桌面上或水槽内。

（4）若发生任何意外污染（如含菌试管或平皿被打破、菌液外溢等）应立即报告带教老师进行消毒灭菌处理。

5. 使用电炉、微型灭菌器和酒精灯要注意防火。不要把易燃物品（如纸、棉拭子等）包括电炉的电源线靠近热源附近。用电炉加热液体时不能离人，要防止溢出或烧干。电炉用后应立即切断电源，放到不易碰到之处冷却，避免接触烫伤。恒温水浴箱使用结束应关闭电源。

6. 酒精灯点燃前须将灯芯及塞子轻轻上提，排出灯内气体以防止火星爆出。酒精灯用后应及时盖上罩熄火。

7. 进行动物实验时，不得虐待动物。动物尸体应放在塑料袋中并集中放于指定地点，按规定处理。

8. 爱护公物，节约实验材料；严格按照实验仪器的操作规则使用仪器。未经带教老师允许，不得擅自将实验室内物品携出。实验器材不慎损坏应立即报告。

9. 实验完毕须及时整理台面、清点回收物品。值日生打扫室内卫生，关闭不用的仪器及水、电、门、窗。

10. 全体同学实验结束离开实验室前，应用消毒水浸泡或肥皂流水洗手后方可离开。

二、病原生物实验室意外事故紧急处理办法

1. 菌液误入口　立即将误吸入口的菌液吐于消毒容器内，并用 1：1000 高锰酸钾溶液或 3% 双氧水漱口；根据菌种不同，服用抗菌药物预防感染。

2. 手指沾有活菌　浸于 0.1% 新洁尔灭液 5 分钟后用肥皂或流水清洗，或用 2% 碘酒涂抹后再用 75% 酒精棉球涂抹。

3. 菌液污染环境　将适量 5% 来苏液、0.1% 新洁尔灭液或 0.5% 84 消毒液倾于污染面上，盖半小时后擦净。

4. 化学药品腐蚀伤　如不慎被酸、碱等化学药品溅到皮肤或眼睛上，应马上用大量清水冲洗。可用 5% 碳酸氢钠中和酸腐蚀，5% 醋酸或 5% 硼酸中和碱腐蚀。

5. 酒精灯芯塞子爆出引起烧伤　轻伤如局部皮肤发红无破损，可浸入冷水止痛，然后局部涂抹凡士林。

6. 火警险情

（1）干烤箱温度过高时打开箱门可能引起箱内物品着火，此时应立即关闭箱门、切断电源或气源。

（2）酒精、乙醚等有机溶剂起火应采用沙土或干粉灭火器灭火。使用灭火器时，先拔保险插销，然后压握手把，倒转灭火器，将喷射筒对准燃烧物喷射。

三、病原生物学与免疫学实验的目的和要求

（一）教学目的

1. 牢固树立无菌观念，掌握生物安全的基本知识和病原生物实验中的无菌操作技术。

2. 用光学显微镜识别常见病原生物的基本形态，掌握常用的涂片和染色技术。

3. 熟悉感染性疾病的常见病原生物种类及其检测方法；了解病原生物学和免疫学实验技术的新进展。

（二）实验要求

1. 预习　实验课前应预习，明确本次实验课内容、理论依据及操作中的注意事项，

尽量避免或减少实验失误。

2. 合理安排时间　依据不同实验的操作流程和所需时间，合理安排各项实验的操作顺序，以提高效率。

3. 协作、独立思考　操作中同学之间要互相协作，并力求独立思考、勤于动手，做到善于发现、提出、分析讨论和解决问题。

4. 实验报告　认真观察、真实记录实验结果，独立完成实验报告。实验报告内容包括：实验名称、目的、材料、步骤流程、结果及其意义分析。如出现实验结果与理论不符，应分析其原因。

5. 实验绘图　实验课中有部分内容以观察形态标本为主。因此，绘图是实验基本技术之一，应重点掌握以下要领：

（1）绘图笔：实验前准备好铅笔和红、蓝、黄、绿、褐色等彩笔和绘图本，不得使用圆珠笔或钢笔。

（2）认真观察和分析病原生物的主要形态特点并仔细、真实地绘图记录，画面须整洁，字迹清楚。

（3）绘图时根据标本的特点选择下列方法：

①铅笔点线图　铁苏木素染色和无色标本应选择铅笔点线图，用点和线勾画标本结构图，线要流畅，点要圆，可利用点的疏密表示病原生物的立体感（不用衬阴画法）。

②彩图　除铁苏木素染色外，其他染色和有颜色的标本要求绘彩图，按所观察标本的实际颜色绘制。

（4）按标本大小比例绘图：构造复杂和体积较小的标本图可画大些，以展示其结构；构造简单和较大的标本可画小些，画清楚结构，以不影响标注为准。

四、实验室常用物品的准备与消毒灭菌

（一）常用实验物品的清洁方法

1. 玻璃器材　自来水冲洗→洗涤剂浸泡24小时以上→自来水冲洗10次左右→去离子水冲洗3次→晾干后包装灭菌（注：用过的玻璃器材应先消毒灭菌，余同上。新玻璃器材先用自来水洗，再用0.5%碱水煮沸15分钟，余同上处理）。

2. 橡胶类制品　自来水冲洗→去离子水煮沸5分钟→晾干后包装灭菌。

3. 金属器械　煮沸15分钟→自来水冲洗→立即擦干防锈（如果金属器械上带有动物组织碎屑，先用5%石炭酸洗去碎屑，余同上处理）。

4. 塑料及有机玻璃制品　使用后用2%～3%盐酸溶液浸泡过夜→棉签蘸去污剂→自来水冲洗→去离子水冲洗2～3次→晾干备用（细胞培养板须用两层塑料袋包装密封后以120万 rad ^{60}Co 照射后方能使用）。

（二）常用实验物品的包装方法

1. 平皿　用纸包装好，放入金属盒内。

2. 试管、锥形瓶 均用棉塞塞好，并用不透水的厚纸包扎于棉塞外。试管应直立扎成捆，避免灭菌时倾倒。

3. 吸管 吸口端塞入少许棉花（不可太松或太紧），然后每支分别用纸斜向从吸管端开始卷好，并在吸口端将包装纸打结，放入有盖的金属筒内。

4. 注射器 将内芯取出，与外套一起用纱布包好或用纸包好；针头装入垫有棉花的试管内，试管口塞好棉塞。

（三）常用实验物品的灭菌方法

1. 上述清洁包装好的物品（塑料和有机玻璃物品除外），均可用高压蒸汽灭菌法灭菌。

2. 玻璃器皿也可用干烤法灭菌，温度160℃、时间2小时。

3. 金属器械也可用煮沸法灭菌。临时急用可蘸酒精烧灼灭菌：即器械浸泡于95%酒精中，用时取出经酒精灯火焰烧灼，待器械上的酒精自行燃烧完后即可使用（忌直接在火焰上烧灼或干烤）。

（四）常用灭菌器

1. 电热高压蒸汽灭菌器（autoclave）

（1）工作原理 全自动高压蒸汽灭菌器使用时在两层金属桶之间加水，内桶放置待灭菌的物品，盖上金属盖。通电后在密闭的环境中水被加热变为蒸汽，蒸汽不能外溢，使灭菌器内的压力升高，温度也随之升高，从而达到消毒的目的。

（2）适用范围 用于耐高温、耐高压、潮湿的物品灭菌（如普通培养基、生理盐水、手术敷料、器械等），为最常用、效果最可靠的灭菌方法。通常灭菌压力105.43kPa（1.05kg/cm^2），温度121.3℃，时间15~20分钟。

（3）操作流程 高压蒸汽灭菌器加水至规定水位→内桶置入待消毒物品→合盖并拧紧螺栓→加热（接通电源）→排冷空气 ［当桶内压力为33.78 kPa（0.34kg/cm^2）时排冷空气］→压力表回"0"后关上排气阀→继续加热至灭菌所需的压力、温度、时间→断电、关机、冷却→开盖（压力表指示回"0"方可打开盖）。

（4）注意事项

①消毒时高压锅内桶所置物品不应超过内桶的2/3，以免妨碍蒸汽对物品的穿透。

②注意排尽高压锅内的冷空气，方可继续加热，否则灭菌器内的实际温度达不到设定值会影响消毒效果。

③灭菌完毕后严禁立即减压、排气、开盖，必须待压力表回"0"才能开盖。

④定期检查灭菌效果：常用硫黄粉（熔点115℃）或苯甲酸（熔点120℃）置于试管中放入灭菌器一同灭菌，观察上述物质是否熔化，判断灭菌效果。

2. 电热恒温干燥箱（干烤箱，hot air sterilizer）

（1）工作原理 电热恒温干燥箱由电热器、温度控制器及箱体构成。当电热器加热超过设定温度时，温度控制器就中断电路，加热自动停止；当温度低于设置温度时，电路接通自动加热。

（2）适用范围　适用于耐高温但不耐湿热的物品，以及湿热不易穿透的物品如油脂、液状石蜡、玻璃制品、瓷器等物品的灭菌。

（3）使用方法　将已经清洁、包装好的待灭菌的物品置烤箱内，闭门通电，设置所需温度与时间，开始加热，达到设定的温度和时间后断电。

常用灭菌温度与时间：150℃ 150 分钟；160℃ 120 分钟；170℃ 60 分钟；180℃ 30 分钟。

（4）注意事项

①灭菌温度不得超过 180℃，否则纸质包装物和棉花将被烧焦。

②断电后必须使箱内温度下降至室温方可开箱门，否则有引起箱内包装物以及棉花起火的危险。

③为了保证消毒效果，箱内消毒物品不宜放置过多、过紧。

3. 滤菌器

（1）工作原理　滤菌器是由不同孔径的滤板或滤膜构成，滤孔的直径有 0.45μm、0.22μm、0.1μm。其工作原理：当待消毒液体通过滤菌器时，在正压（或负压）作用下细菌等微生物被阻隔在滤板或滤膜上，从而达到除去液体中细菌的目的。

（2）滤菌器分类　按工作原理，滤菌器分为正压滤菌器和负压滤菌器（图 1-1）。

①负压滤菌器　常用的是赛氏滤菌器和玻质滤菌器。

②正压滤菌器　即薄膜滤菌器（membrane filter）。目前常用的是一次性针头滤菌器，可直接安装在注射器上使用。

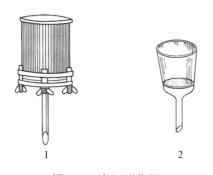

1　　　　　　　2

图 1-1　负压滤菌器
1. 赛氏滤菌器；2. 玻质滤菌器

（3）注意事项

①使用负压滤菌器（赛氏滤菌器或玻质滤菌器）前必须对其严格清洗［毛刷蘸洗涤剂洗刷干净→自来水冲洗后再用蒸馏水冲洗干净→晾干（赛氏滤菌器放置新滤膜）→经高压灭菌］方可使用。

②一次性针头滤菌器使用时不可回抽注射器。

③除菌常用滤膜孔径为 0.22μm，只能除去液体中细菌，不能除去病毒、细菌 L 型、支原体、衣原体等病原体。

五、思考与讨论

1. 哪些实验器材可采用高压蒸汽灭菌？使用高压蒸汽灭菌器应注意哪些问题？

2. 哪些器材可使用干烤灭菌？干烤灭菌时应注意哪些问题？

3. 吸管的吸口端为什么要塞入少许棉花？

附：清洁液的配制

重铬酸钾（$K_2Cr_3O_7$）	100g
水	1000ml
浓硫酸（粗）	250ml

先将重铬酸钾置塑料桶中，加水搅拌溶化，置桶于冷水中，慢慢加入浓硫酸，并不断搅拌混匀，即成。此液可多次使用，颜色变暗绿色即失去清洁能力，不能再使用。

第二章　免疫学基础实验

第一节　免疫细胞检测技术

实验 1　外周血单核细胞的分离

【实验原理】

本试验采用聚蔗糖 – 泛影葡胺（Ficoll – Hypaque）混合液作为分层液，密度介于 1.075 ~ 1.092g/L 之间。离心后不同密度的血细胞在分层液中呈梯次分布：红细胞和多核白细胞密度较大（1.092g/L），位于最下层；而单核细胞的密度为 1.075 ~ 1.090g/L，位于分层液的上方。

【实验材料】

1. 聚蔗糖 – 泛影葡胺分层液：有成品淋巴细胞分离液供应，密度为（1.077 ± 0.001）g/L。

2. 台盼蓝染液：称取 4g 台盼蓝，于研钵中用少量双蒸水研磨，加双蒸水至 100ml，1500rpm，离心 15 分钟，吸取上层液，即为 4% 水溶液。使用前，用 1.8% 氯化钠溶液稀释 1 倍，即为 2% 台盼蓝染液。

3. Hanks 或 RPMI – 1640 液。

【操作步骤】

1. 采集静脉血若干毫升，注入盛有肝素的无菌小瓶中（每 1ml 全血用 0.1ml 125 ~ 250U/ml 肝素溶液抗凝），加盖后立即轻轻摇匀，使血液抗凝。

2. 加入等体积的 Hanks 或 PBS 液，使血液对倍稀释，可降低红细胞的凝聚。

3. 吸取淋巴细胞分层液（每 10ml 稀释血加 5ml 分层液）置于 10ml 离心管中，然后将离心管倾斜 45°角，将稀释血液在距分层液界面上 1cm 处沿试管壁缓慢加至分层液上面（亦可将吸管口插入离心管底部，将分层液缓慢加在稀释血液的下面），应注意保持两者界面清晰，勿使血液混入分层液内。

4. 将离心管置水平式离心机内，在 18℃ ~ 20℃下，2000rpm，离心 20 分钟。离心后，管内可分为 4 层。

5. 用毛细吸管沿管壁轻轻吸出灰白色的单核细胞，移入另一支离心管中，或先吸去上层的血浆层、稀释液及血小板，再用一支毛细吸管仔细吸取单核细胞，放入离心管中。

6. 将所得到的外周血单核细胞悬液用 5 倍体积的 Hanks 或 RPMI – 1640 液洗涤 2 次，依次以 2000rpm、1500rpm 在室温下（18℃ ~25℃）离心 10 分钟，可去掉大部分混杂的血小板（图 2 – 1）。

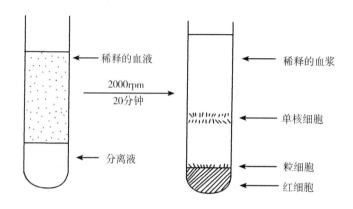

图 2 – 1　Ficoll – Hypaque 离心法分离血液细胞成分

7. 用完全 RPMI – 1640 液调整细胞悬液浓度，计数细胞后再调整所需细胞液浓度。一般每毫升健康成人血可分离出 1×10^6 ~ 2×10^6 个单核细胞。

8. 用台盼蓝染液检查所分离的细胞活性：取 2 滴细胞悬液加 1 滴 2% 台盼蓝染液，5 ~10 分钟后取样做湿片高倍镜检。活细胞不着色，死细胞染成蓝色。计数 200 个细胞，计算活细胞百分率（活性率），一般活性率应在 95% 以上。

【注意事项】

1. 细胞分层液的密度是影响分离效果的关键之一，最适密度在室温下应为 (1.077 ±0.001) g/L；避光 4℃下保存，取出后逐渐升至室温后混匀，方可使用。

2. 若从未抗凝血中分离单核细胞，可先用链激酶溶解血凝块，然后再按上述方法分离细胞。

3. 分离组织中的单核细胞亦可采用上述方法。

实验 2　淋巴细胞的分离

【实验原理】

单核细胞和多核白细胞具有黏附在塑料或玻璃表面及吞噬羟基铁粉等特性，而淋巴细胞则不能，由此可将其从悬液中分离出来。

【实验材料】

1. 聚蔗糖 – 泛影葡胺分层液：有成品淋巴细胞分离液供应，密度为 (1.077 ± 0.001) g/ L。

2. 6% 右旋糖酐生理盐水。

3. 肝素抗凝血。

4. Hanks 液（pH 7.2 ~ 7.4）500ml。

【操作步骤】

1. 玻璃器皿吸附法

（1）将分离的外周血单核细胞（PBMC）悬液（$2 \times 10^6/ml$）倾入玻璃平皿中，于 37℃ 温箱静置 30 ~ 40 分钟，使单核细胞黏附于玻璃平皿上。

（2）用毛细吸管轻轻吸取未黏附的细胞悬液，即为除去单核细胞的淋巴细胞悬液。此法也可制备纯单核细胞。

2. 玻璃纤维柱法

（1）取抗凝血，倾入装有玻璃纤维的柱层中，置 37℃ 温箱 45 分钟。

（2）用经 37℃ 预温的 Hanks 液洗脱，收集洗脱下来的细胞。

（3）将收集的细胞用聚蔗糖 - 泛影葡胺分层液离心分离淋巴细胞。用本法既可除去血小板，又可将单核细胞减至 2% 以下，但仍含有一定数量的粒细胞。

3. 磁铁吸引法

（1）取 10ml 用 Hanks 液稀释 1 倍的抗凝血加入试管，再加 6% 右旋糖酐生理盐水溶液 3ml、羟基铁 1g 和 3mm 大小的玻璃珠 10 粒，混匀，置摇动台上 37℃ 旋转摇动 10 分钟。

（2）用磁铁在试管外将铁屑吸至管底，再将试管斜放 45°，经 37℃ 20 分钟，吸取上清，即为除去单核细胞的淋巴细胞。

4. 羟基铁 - 乳胶分层液法

（1）将 5% 右旋糖酐 4ml 与抗凝血 20ml 混匀，置室温 30 分钟使红细胞沉降。

（2）移出富含白细胞的血浆层，将之与等体积的 1% 羟基铁 Hanks 液混合，并加 1 滴 0.6μm 大小的乳胶颗粒悬液。

（3）将试管放 37℃ 摇台上摇 1 小时，再将混合液用聚蔗糖 - 泛影葡胺分层液离心分离，吞噬铁末和乳胶的单核细胞比重较高，多沉于管底，所得淋巴细胞纯度可达到 94% ~ 95%。

实验 3　T、B 淋巴细胞的分离（尼龙毛柱法）

【实验原理】

B 淋巴细胞和单核细胞具有易黏附于尼龙毛表面的特性，所以将淋巴细胞悬液通过尼龙毛柱，流出的细胞均为 T 细胞。

【实验材料】

1. 尼龙毛（长度为 97.8mm、细度为 3D 的尼龙 - 6 短纤维）、超净工作台、CO_2 培养箱、水浴箱、离心机、注射器。

2. IMDM 培养液（含 100U/ml 庆大霉素、10% 小牛血清）、0.2N HCl 溶液。

【操作步骤】

1. 尼龙毛柱制备

（1）将尼龙毛浸入 0.2N HCl 溶液中浸泡过夜，次日用双蒸水充分漂洗，用纱布将尼龙毛挤干，37℃干燥。

（2）称取尼龙毛 0.6g，仔细将尼龙毛撕开，梳整去掉乱结，使其疏松并折叠以适应注射器容积，填入 5ml 注射器内。

（3）分别包装，110℃高压灭菌 15 分钟。

2. 细胞分离

（1）在超净工作台中，将经高压灭菌、装填有尼龙毛的注射器固定于环形支架上，以培养液 20ml 清洗尼龙毛，同时以细玻璃棒搅动去除柱内气泡，最后将尼龙毛压实至 4～6cm，封闭上下口，置 37℃孵育 1 小时。

（2）取出孵育后的尼龙毛柱，用 5ml 37℃预温培养液淋洗尼龙毛 1 次。加入单核细胞悬液 2ml，直至细胞悬液完全浸入柱内，封闭上下口，置培养箱内 45～60 分钟。

（3）用 37℃预温培养液 10ml 冲洗尼龙毛柱，同时收集流出物，离心。用适量培养液悬浮，此即富含 T 细胞的细胞悬液。

（4）尼龙柱黏附细胞获取：复以 10ml 预温培养液冲洗该柱，流出物弃去，然后以 4℃培养液 10ml 冲洗，并以注射器芯挤压尼龙毛，收集流出物，此即为尼龙毛黏附细胞。

（5）B 细胞获取：取尼龙毛黏附细胞（一般含 B 细胞纯度不超过 60%），用补体依赖细胞毒的方法消除 T 细胞，即用抗 Thy – 1 血清和补体，可完全消除 T 细胞。

（6）细胞鉴定：用非特异酯酶染色（ANAE）和分别用 T 或 B 细胞丝裂原（ConA，PHA）诱导淋巴细胞转化试验，检测 T、B 细胞后，用台盼蓝染色检测细胞活力。

实验 4　E 花环形成试验

【实验原理】

本实验是根据人 T 细胞表面有绵羊红细胞受体（CD2）而设计的。将人外周血淋巴细胞与绵羊红细胞按适当比例混合，绵羊红细胞可吸附于 T 细胞的表面，形似花环，故称花环试验。此法可用于 T 细胞数目的检测。

【实验材料】

1. 肝素抗凝剂（200U/ml 生理盐水溶液）。

2. 淋巴细胞分层液（Ficoll）2ml。

3. 绵羊红细胞（SRBC）。

4. 无 Ca^{2+}、Mg^{2+} Hanks 液。

5. 姬姆萨 – 瑞特染液。

6. 小牛血清、试管、吸管、微量塑料管、离心机、显微镜。

【操作步骤】

1. 取肝素 0.1ml，加外周血 2ml，用 Hanks 液稀释 1 倍后，分离淋巴细胞，用含

20% 小牛血清的 Hanks 液配成 $5 \times 10^6/ml$ 细胞悬液。

2. 绵羊红细胞用生理盐水洗 3 次，再用含 20% 小牛血清的 Hanks 液配成 $1 \times 10^8/ml$ 的悬液。

3. 取上述淋巴细胞悬液和红细胞悬液各 0.1ml 放小试管内混合，1500rpm 离心沉淀 5 分钟，放冰水中 1～2 小时（或置 4℃ 冰箱过夜）。

4. 弃去大部分上清，轻轻摇动试管将沉淀物悬浮，滴在载玻片上，自然干燥，加姬姆萨－瑞特染液 1 滴，加盖片，于显微镜下计数 E 花环阳性细胞。

【实验结果】

凡淋巴细胞周围黏附 3 个以上绵羊红细胞，即为花环阳性细胞。计数 200 个淋巴细胞，算出其中花环阳性细胞百分数，一般正常值为 60%～70%。

【注意事项】

1. 应采用新鲜 SRBC，一般采血后保存在 Alsever's 液中，2 周内可用。超过 2 周与淋巴细胞结合能力下降。

2. 计数前应将沉于管底的细胞重悬，但不能强力吹打，只能轻轻旋转试管，使细胞团块松开，否则花环会消失或减少。

实验 5　B 细胞膜表面免疫球蛋白的检测

本实验要求掌握间接免疫荧光技术的原理，熟悉荧光显微镜的操作方法和间接荧光抗体检测法的技术程序，了解 FITC－SPA 菌体法及临床意义。

【实验原理】

B 淋巴细胞的表面带有 B 细胞膜表面免疫球蛋白（SmIg）。SPA（葡萄球菌 A 蛋白）能够与许多哺乳动物 IgG 的 Fc 段发生非特异性结合，同样也能够与 B 淋巴细胞膜表面的 Ig 非特异性结合。由此可用荧光标记的 SPA 菌体（FITC－SPA）替代荧光标记的抗 IgG，以检测 SmIgG 阳性的 B 细胞。凡与 FITC－SPA 结合的细胞，在荧光显微镜下可见到细胞表面和周围布满许多有黄绿色荧光的菌体。

【实验材料】

1. 冻干 FITC－SPA 菌体，使用时按说明书要求稀释。

2. Hanks 液，pH 7.2～7.4，含 0.1% NaN_3。

3. 淋巴细胞分层液，密度 1.077g/ml。

4. 荧光显微镜。

5. 试管、滴管、载玻片等。

【操作步骤】

1. 取肝素抗凝血 2ml，加等量 Hanks 液稀释，加入预先放有 2～3ml 淋巴细胞分层液的试管中（勿与分层液混合），于水平离心机以 2000rpm 离心 20 分钟，用吸管仔细吸出中间层淋巴细胞，用 Hanks 液洗涤 2 次（1000rpm，离心 10 分钟），最终配成细胞数为 $(2～5) \times 10^6/ml$ 的淋巴细胞悬液，分装入试管（50～100μl/管）。

2. 将淋巴细胞悬液与等量 FITC－SPA 菌体悬液混合均匀，放置 4℃ 30 分钟，用

Hanks 洗涤 2～3 次后，取沉淀细胞滴加于载玻片上，覆以盖玻片，镜检。

【实验结果】

FITC-SPA 菌体法以淋巴细胞表面黏附 5 个以上菌体判定为 SmIgG 阳性细胞，一般先用暗视野计数荧光阳性细胞数，继之用明视野（钨丝灯光源）计数同一视野中淋巴细胞总数。每份标本至少计数 200～400 个淋巴细胞，并且求出阳性细胞的百分率。同时按血标本中淋巴细胞的总数计算 B 细胞的绝对值。

【注意事项】

被检测淋巴细胞的数量会影响淋巴细胞的检出率，一般以 $2.5 \times 10^6/ml$ 为宜。SmIgG 阳性的 B 细胞表面或周围常布满多个有黄绿色荧光的菌体，表面只黏附 2～3 个菌体的细胞可视为阴性细胞。

实验 6 中性粒细胞吞噬功能检测［硝基蓝四氮唑（NBT）还原能力的测定］

【实验原理】

中性粒细胞杀菌功能是一个耗能的过程。试验中所用的硝基蓝四氮唑（NBT）是一种水溶性的淡黄色的活性染料。在细菌感染时，中性粒细胞能量消耗骤增，耗氧量增加，糖代谢活性增强，糖氧化过程中脱下的氢，可被吞噬的或渗透到中性粒细胞胞浆内的 NBT 染料所接受，使淡黄色的 NBT 还原成蓝黑色的甲䐶，以折光性很强的点状或斑块状颗粒沉积于中性粒细胞的胞浆内，在光学显微镜下易被识别，借此可以测定中性粒细胞的杀菌功能。

【实验材料】

1. 0.1% 白明胶-Hanks 液。

2. 0.01mol/L KCN。

3. 0.1% NBT。

4. 酵母多糖处理血清。

【操作步骤】

1. 分离中性粒细胞，调整细胞浓度至 $1 \times 10^7/ml$。

2. 按表 2-1 依次加样：

表 2-1 NBT 区原能力测定

静止时 NBT 的还原能力		激活时 NBT 的还原能力	
0.1% 白明胶-Hanks 液	0.25ml	0.1% 白明胶-Hanks 液	0.2ml
0.01mol/L KCN	0.1ml	0.01mol/L KCN	0.1ml
0.1% NBT	0.4ml	0.1% NBT	0.4ml
中性粒细胞（$10^7/ml$）	0.25ml	酵母多糖处理血清	0.05ml
		中性粒细胞（$10^7/ml$）	0.25ml

3. 放 37℃的环境中反应 15 分钟，加 0.5mol/L HCl 10ml，2000rpm 离心 15 分钟，弃上层澄清液体。

4. 加吡啶 2ml，沸水煮 10 分钟，2000rpm 离心 10 分钟，测定其 OD 值。

【实验结果】

中性粒细胞的功能强弱与呈色反应的深浅成正比。NBT 阳性细胞百分率为 100 个中性粒细胞中 NBT 阳性细胞数。

【注意事项】

1. NBT 原液要过滤，不要残留颗粒。

2. 血液与 NBT 溶液要充分混合，保温时间不能过长，否则可增加 NBT 的还原率。

【临床意义】

1. 全身性细菌感染的 NBT 阳性率可见升高（10% 以上）；某些寄生虫感染（如疟疾）和全身性真菌感染（如白假丝酵母菌性败血症）的 NBT 阳性率也可升高；而病毒感染、无菌血症的局部感染或循环中无细菌产物（内毒素）时，NBT 值正常。

2. 可作为诊断中性粒细胞吞噬功能缺陷症的指标。

3. NBT 试验可以用于器官移植后发热反应的鉴别诊断。若细菌感染而发热，则 NBT 值升高；若体内的排斥反应导致发热，则 NBT 值保持正常范围。

实验 7 巨噬细胞吞噬功能检测

【实验原理】

巨噬细胞具有吞噬大颗粒异物的特性，将鸡红细胞注入小鼠腹腔中，腹腔内巨噬细胞可将鸡红细胞吞噬；取小鼠腹腔液涂片，经染色后即可观察到吞噬现象。

【实验材料】

1. 1% 鸡红细胞悬液。

2. 小白鼠。

3. 2% 糖原水溶液。

4. 姬姆萨 - 瑞特染液。

5. 无菌手术器械、注射器等。

【操作步骤】

1. 试验前 1 日，于小鼠腹腔内注射 2% 糖原水 1ml。

2. 次日，于小鼠腹腔内注射 1% 鸡红细胞悬液 0.5ml，并轻揉腹部。

3. 注射后 30 分钟，脱颈处死小鼠，腹部消毒后剖开，用吸管取腹腔液涂片，置湿盒内 37℃孵育 30 分钟。

4. 取出玻片用 pH 6.4 的 PBS（磷酸盐缓冲液）轻轻冲洗玻片。

5. 用吹风机吹干，染色，镜检。

【实验结果】

镜下见吞噬细胞核呈蓝色，被吞噬的鸡红细胞呈红色。用油镜计数 100～200 个巨噬细胞中吞噬鸡红细胞的巨噬细胞数。计算吞噬阳性细胞的百分率。

$$吞噬百分率 = \frac{有吞噬作用的巨噬细胞数}{200（有吞噬作用的巨噬细胞 + 无吞噬作用的巨噬细胞）} \times 100\%$$

【注意事项】

1. 小鼠腹腔注射时不要刺伤内脏。

2. 如小鼠腹腔液过少，可注入少量生理盐水。

实验 8　淋巴细胞转化试验——MTT 法

【实验原理】

MTT 是黄色可溶性物质，细胞活化增殖时通过线粒体能量代谢过程，将 MTT 代谢形成蓝紫色的甲䐀沉积于细胞内和细胞周围，形成甲䐀的量与细胞活化增殖的程度成正比。甲䐀经异丙醇落解后呈紫蓝色，根据显色程度即可知甲䐀量并能反映细胞活化增殖情况。

【实验材料】

1. 细胞培养液、Hanks 液、PHA 用 IMDM 培养液配成 $1000\mu g/ml$。

2. MTT（$5mg/ml$，用 $0.01mol/L$、pH 7.4 的 PBS 缓冲液配制，溶解后用针头滤器经 $0.22\mu m$ 滤膜过滤除菌，4℃避光保存）。

3. $0.04mol/L$ HCl – 异丙醇。

4. 酶标仪、96 孔细胞培养板等。

【操作步骤】

1. 用密度梯度离心法分离单核细胞并用 Hanks 液洗涤 2 次，用含 10% 小牛血清的培养液悬浮细胞，调细胞浓度至 $2 \times 10^6/ml$。

2. 取上述细胞悬液加入 96 孔培养板中，每一孔加 $100\mu l$，每个样品 3 个复孔，并设相应对照孔。对照孔加不含 PHA 的 IMDM 培养液 $100\mu l$，实验孔每孔加含 PHA（$10\mu g/ml$）的培养液 $100\mu l$，混匀后置37℃、5% 二氧化碳孵箱培养 6~8 小时。

3. 每孔弃上清液 $100\mu l$，加 MTT $10\mu l$，混匀后继续培养 4 小时，培养结束时每孔加 $100\mu l$ HCl – 异丙醇充分溶解静置 10 分钟，置酶标仪分别在波长 570nm 和 630nm 下测定 OD 值。

【实验结果】

以刺激指数（SI）判断淋巴细胞转化程度：

$$刺激指数 = \frac{实验组 \ OD \ 值}{对照值 \ OD \ 值}$$

【注意事项】

加入 HCl – 异丙醇后要在 1 小时内进行测定。若 1 小时内不能测定，可将未加 HCl – 异丙醇的培养板置4℃保存，测定前取出，室温放置数分钟后再加 HCl – 异丙醇，依上法测定。

实验9 淋巴细胞转化试验——^{3}H/TdR 标记法

【实验原理】

T 淋巴细胞受 PHA 抗原刺激后，发生有丝分裂，细胞进入 S 期，此时细胞合成 DNA 明显增加，在培养液中加入 ^{3}H 标记的 DNA 合成原料脱氧胸腺嘧啶核苷（TdR），则 ^{3}H/TdR 作为合成 DNA 的原料被摄入细胞，掺入新合成的 DNA 中。根据同位素掺入细胞的量，则可推断出淋巴细胞对刺激物的转化水平。掺入的同位素，可用液体闪烁测定方法测出。

【实验材料】

1. IMDM 培养液（用前调至含小牛血清 10%、青霉素 100U/ml，链霉素 100μl/ml、谷氨酰胺 30g/L，用 NaHCO$_3$ 调 pH 至 7.2~7.4）。

2. PHA（用 IMDM 基础培养液配成 1000μg/ml）。

3. ^{3}H/TdR，最好选用放射比活性为 74~370 MBq/mmol 的制品，将 1 MCi/ml 的溶液用无菌生理盐水稀释 20 倍，4℃保存，用时每孔加 10μl。

4. 闪烁液 PPO（2，5-二苯基噁唑）5.0g，POPOP［1，4-双（5-苯基噁唑基-2-苯)］0.3g，无水乙醇 200ml 及甲苯 800ml 混匀即可。

5. 49 型玻璃纤维滤膜，多头细胞收集器，闪烁杯，β-液体闪烁计数器。

6. 96 孔细胞培养板。

【操作步骤】

1. 无菌取小鼠脾，用毛玻璃片磨碎，并用棉花过滤细胞悬液洗涤 1 遍（1500rpm，5 分钟）。

2. 用 IMDM 培养液调细胞浓度为 5×10^6/ml，加入 96 孔培养板，每孔 0.1ml。

3. 每孔加入 PHA 0.1ml，每个样品加三复孔，终浓度为 5μg/ml。

4. 加盖，37℃二氧化碳孵箱内培养 48 小时，倒置显微镜下观察细胞形态，可见淋巴母细胞存在，表现为体积增大，核膜清晰，核染色体疏松，核内见明显核仁 2~4 个，胞浆丰富，有伪足样突出。阳性孔有多数细胞转化为母细胞，可在每孔内加入 0.3~0.5μCi^{3}H/TdR，继续培养 6 小时。

5. 用多头细胞收集器将每孔培养物分别吸于 49 型玻璃纤维滤膜上，抽气过滤洗涤。

6. 滤膜放置 90℃烘干 1 小时，分别将每一片滤膜浸于脂溶性闪烁液中，每杯 3~5ml。

7. 在 β-液体闪烁计数器上测定每杯样品的每分钟脉冲数，即 *cpm* 值。

【实验结果】

将 PHA 刺激孔、对照组孔的各个三复孔的平均 *cpm* 值，代入下列公式，计算 PHA 刺激指数和净 *cpm* 值。

$$刺激指数 = \frac{PHA\ 刺激孔\ cpm\ 均值}{对照孔\ cpm\ 值}$$

净 cpm 值＝ConA 刺激孔 cpm 值－对照孔 cpm 值

实验 10　体外诱生 IL－2 试验

在生理性免疫应答过程中，IL（白细胞介素）－2 一般不出现于血液等体液中，故体液中 IL－2 含量极少，难以直接测定，通常是通过检测体外诱生的 IL－2 来反映体内IL－2 活性水平。

【实验原理】

PHA 或 ConA 是 IL－2 的诱生物，能在体外诱导人外周血单核细胞和组织细胞（如人脾脏、扁桃体、淋巴结）、小鼠和大鼠脾脏细胞等产生 IL－2，由此可用于检测IL－2 的生物活性。

【实验材料】

1. BALB/C 或 C_{57}BL/6 小鼠：6～10 周龄，雌雄均可。

2. 75% 酒精。

3. 蒸馏水或 0.83% 氯化铵溶液（破坏红细胞用）。

4. ConA（刀豆素 A 蛋白）。

5. 2% FCS－HBSS，10% FCS－RPMI－1640 完全培养液。

6. 解剖刀，剪刀，无菌平皿，100 目钢网，研磨工具（玻璃匀浆器、不锈钢网和毛玻璃片等），刻度吸管，刻度离心管，离心机，细胞计数板，倒置显微镜，加样器（头），24 孔培养板，超净工作台，二氧化碳培养箱，0.22μm 滤膜及滤器等。

【操作步骤】

1. 脱颈处死小鼠，浸泡于 75% 酒精中 3～5 分钟，消毒处理。

2. 无菌操作取出脾脏，仔细剪碎或研磨，加适量 2% FCS－HBSS 混悬细胞，经 100目钢网过滤，即获得单个脾细胞悬液。

3. 将获得的单个脾细胞用蒸馏水或 0.83% 氯化铵处理，裂解残存的红细胞。

4. 用 2% FCS－HBSS 洗涤细胞 2 次，1000rpm，离心 10 分钟，然后用含 10% FCS－RPMI－1640 完全培养液调细胞浓度为 5×10^{6}/ml。

5. 将上述脾细胞悬液加入 24 孔培养板，1ml/孔，再加入 ConA，使其终浓度为 5～10μg/ml。

6. 置 37℃、5% 二氧化碳培养箱中培养 24～48 小时。

7. 将培养的细胞充分震荡混匀后，移至离心管中，2000rpm，离心 20 分钟。

8. 收集上清液，即获得 IL－2 待测样品。用 0.22μm 或 0.45μm 滤膜滤除杂质，分装保存于 －20℃ 或 －70℃ 冰箱，检测 IL－2 的生物活性。

【注意事项】

1. IL－2 诱生剂浓度、细胞浓度、培养条件和诱生时间对 IL－2 诱生结果均有明显影响，应进行预试验确定最佳实验条件。

2. 细胞悬液的均匀程度及细胞存活率对结果亦有影响。

第二节　抗原抗体反应

实验 11　凝集反应

一、直接凝集试验玻片法

【实验原理】

玻片凝集法是常用的鉴别细菌及血型分型的血清学方法，它是将已知的抗体直接与未知的颗粒性抗原物质混合（如细菌、钩端螺旋体、红细胞等），在有适当电解质存在的条件下，出现肉眼可见的凝集物，即为阳性；无凝集物出现，即为阴性。下面以大肠埃希菌鉴定为例，介绍玻片凝集法。

【实验材料】

1. 大肠埃希菌、变形杆菌 18～24 小时培养物及 1∶20 稀释的大肠埃希菌免疫血清。

2. 洁净载玻片、生理盐水、接种环、酒精灯、记号笔、试管、试管架、滴管等。

【操作步骤】

1. 取清洁玻片两张，用记号笔分别在两张玻片上划圆圈，每张玻片划出两个圆圈，每个直径 1.5cm 左右。编号：第 1 张玻片为 1、2 号；第 2 张玻片为 3、4 号。用滴管在 1、3 号圈内加生理盐水各 1 滴，2、4 号圈内加大肠埃希菌免疫血清各 1 滴。

2. 将接种环在酒精灯火焰上烧灼灭菌，冷却后取少许大肠埃希菌培养物分别加入第 1、2 号圈内的生理盐水及大肠埃希菌免疫血清内混合，并涂抹成均匀悬液。然后用同法取少许变形杆菌培养物加入第 3、4 号圈内的盐水及大肠埃希菌免疫血清混合，并涂抹成均匀悬液，烧灼接种环灭菌。

【实验结果】

玻片静置数分钟后观察结果。如上述混合悬液由均匀混浊状变为澄清透明，并出现大小不等的乳白色凝集块者即为阳性（＋）；如混合物仍呈均匀混浊状则为阴性（－）。如肉眼观察不够清楚，可将玻片置于显微镜下用低倍镜观察，如图 2-2。

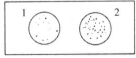 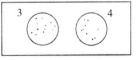

2 凝集阳性　　　　　　　　1、3、4 凝集阴性

图 2-2　玻片凝集法示意图

【注意事项】

1. 取细菌培养物时要适量。各圈的血清不可混入盐水。

2. 防止因液滴干涸而影响观察结果。

二、直接凝集反应（试管凝集法）

【实验原理】

抗原抗体在试管中反应，产生凝集现象，称试管凝集反应。此法可用于检测免疫血清的效价，也可用于临床某些传染病的辅助诊断。

【实验材料】

1. 大肠埃希菌菌液、已知大肠埃希菌免疫血清，经56℃ 30分钟灭活。

2. 小试管、试管架、生理盐水、吸管、恒温培养箱等。

【操作步骤】

1. 取清洁小试管8支，编号，排在试管架上。

2. 用吸管取生理盐水，第1管加0.9ml，其他管各加0.5ml。

3. 吸取大肠埃希菌免疫血清0.1ml加入第1管盐水中，吹吸3次，使血清与盐水充分混匀，此管血清稀释度为1:10。

4. 从第1管吸出1:10的血清0.5ml加入第2管盐水中，吹吸3次混匀，此管血清稀释度为1:20。同法依次稀释（倍比稀释）至第7管。从第7管吸出0.5ml丢弃。第1~7管的血清稀释度为1:10、1:20、1:40、1:80、1:160、1:320、1:640。第8管不加血清作为阴性对照管。

5. 吸取大肠埃希菌菌液从第8管开始往前每管加入0.5ml，加入菌液后血清稀释度增加1倍，从第1管开始分别为1:20、1:40……1:1280。

6. 将试管架振荡混匀，放37℃温箱过夜，结果见表2-2。

表2-2 试管凝集反应操作和结果举例（单位：ml）

试管号	1	2	3	4	5	6	7		8
生理盐水 ml	0.9	0.5	0.5	0.5	0.5	0.5	0.5	0.5	0.5
抗体（血清）	0.1	0.5	0.5	0.5	0.5	0.5	0.5	弃去	—
血清稀释度	1:10	1:20	1:40	1:80	1:160	1:320	1:640		—
抗原（菌液）	0.5	0.5	0.5	0.5	0.5	0.5	0.5		0.5
		37℃	12小时						
结果举例	＋＋＋＋	＋＋＋＋	＋＋＋	＋＋	＋	－	－	－	－

【实验结果】

1. 对照管：应无凝集现象，液体均匀混浊，部分细菌沉积于管底，形成一白色小圆形沉积物。

2. 观察1~7试管液体的混浊度及管底的凝块，根据这两种现象确定凝集的强度并记录。

＋＋＋＋完全凝集：上层液体澄清透明，管底有边缘不整的白色凝块。

＋＋＋大部分凝集：上层液体微微混浊，管底有边缘不整的白色凝块。

＋＋半数凝集：上层液体中等混浊，管底有大而薄的伞状白色凝块。

+少量凝集：上层液体混浊，管底有少量凝块，管底有圆形沉积物。

－不凝集：上层液体混浊，部分细菌沉积于管底形成圆形沉积物，与对照管现象相同。

3. 判定血清凝集效价（又称滴度），血清凝集效价是指能发生＋＋凝集现象的最高血清稀释度。

【注意事项】

1. 实验操作应认真仔细，稀释血清应逐管进行。

2. 观察结果时，最好不要振摇试管，以免将凝集物摇散而影响结果。

三、反向间接凝集试验检测甲胎蛋白

【实验材料】

1. 诊断血细胞 吸附了抗 AFP 抗体的血细胞。

2. 血清 待测血清、阴性对照血清、阳性对照血清、生理盐水。

3. 其他 U 形微量血凝板、试管、滴管等。

【操作步骤】

1. 稀释血清 将待测血清用生理盐水做 1：10、1：100、1：1000 稀释。

2. 加血清 用滴管将每个稀释度的血清及阳性、阴性对照血清依次各加 1 滴于 U 形微量血凝板的各孔内（注意：各血清及不同稀释度血清要分别使用各自的滴管）。

3. 加诊断血细胞 于各血清孔内分别滴加 1 滴诊断血细胞（注意：诊断血细胞用前须摇匀）。

4. 振荡混匀 将两块血凝板轻轻互相对撞，使之内容物混匀。室温下静置 50～60 分钟，观察结果。

【实验结果】

将血凝板置于白色背景上，先观察对照孔结果无误后，再根据下列标准判断待测血清的结果。待测血清只有出现阳性（＋＋）才有诊断意义。

1. 阴性（－） 红细胞无凝集，全部自然下沉于孔底，形成致密小红点，边缘整齐、光滑。

2. 阳性（＋） 红细胞大部分沉积在孔底成致密圆点状，边缘有少量散在凝集红细胞。

3. 阳性（＋＋） 凝集的红细胞在孔底形成薄层，中心可见沉积的红细胞形成疏松的红点。

4. 阳性（＋＋＋） 大量凝集的红细胞形成薄层，均匀地铺在孔底及周边，中心隐约可见少量未凝集的红细胞形成的小红点。

5. 阳性（＋＋＋＋） 全部红细胞凝集形成薄层铺于孔底及周边，边缘有时可向内翻卷。

四、间接凝集抑制试验测定 HCG

【实验材料】

1. 待检尿、阳性尿、阴性尿。

2. 诊断血清：兔抗人绒毛膜促性腺激素（HCG）免疫血清。

3. 诊断抗原：吸附了 HCG 的乳胶颗粒。

4. 载玻片、滴管等。

【操作步骤】

1. 标记加样 取 1 张载玻片，用蜡笔画线分为 3 格并作标记，分别用滴管滴加 1 滴待检尿、阳性和阴性对照尿于各格内（注意：各尿液分别用各自的滴管，不要互相混用）。

2. 加诊断血清 每格各加 1 滴诊断血清（以试剂瓶直接滴加），轻轻倾动玻片使之混匀。

3. 加诊断抗原 每格各加 1 滴乳胶抗原，倾动玻片混匀，静置 3 ~ 5 分钟后观察结果。

【实验结果】

1. 阳性尿 不出现凝集，为均匀混浊乳状液。

2. 阴性尿 出现凝集，呈白色细沙样颗粒，周围液体澄清。

【自学内容】

凝集反应有多种类型（图 2 - 3）。根据抗原是否需要载体颗粒而分为直接凝集和间接凝集。直接凝集即抗原本身就是颗粒性的，无需载体；只要抗原抗体中有一方已知，即可测定另一方是否存在。间接凝集即抗原本身是可溶性的，需吸附在红细胞、乳胶或活性炭等载体颗粒上，但只能用于测定抗体，不能测抗原。改进的方法有间接凝集抑制试验和反向间接凝集试验：前者是利用待检样本中的可溶性抗原与已知相应抗体结合后，可以抑制抗体再与吸附在载体颗粒上的相同抗原结合而不出现凝集；后者是直接将已知抗体吸附在载体颗粒上。这两种方法的优点是可以测可溶性抗原，利于临床早期诊断。

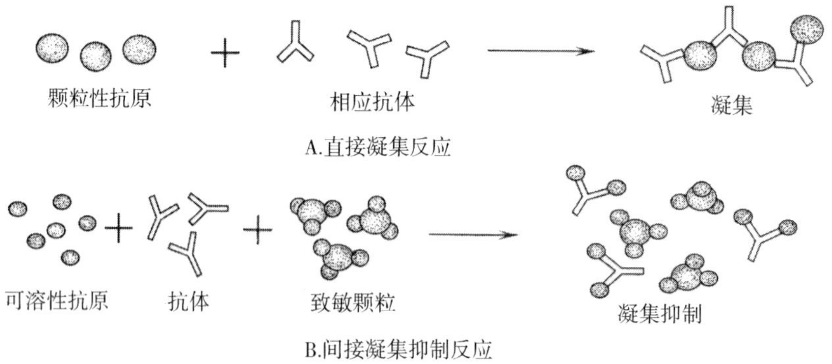

颗粒性抗原 + 相应抗体 → 凝集

A.直接凝集反应

可溶性抗原 + 抗体 + 致敏颗粒 → 凝集抑制

B.间接凝集抑制反应

图 2 - 3 凝集反应示意图

实验 12　沉淀反应

一、单向免疫扩散试验测定人血清 Ig

【实验材料】

1. 抗体　人 IgG、IgM、IgA 检测试剂盒（即含抗人 IgG、IgM、IgA 抗体的琼脂板）。

2. 抗原　待检人血清标本 1 号、2 号。

3. 其他　生理盐水、微量加样器、塑料吸头、湿盒（有盖方瓷盘内加湿纱布）。

【操作步骤】

1. 稀释血清　将待测血清用生理盐水做 1∶4 稀释。

2. 加样　用微量加样器取稀释后的单份血清标本加入琼脂板的孔中（测 IgG 加 5μl，测 IgM 加 20μl，测 IgA 加 10μl），每份标本应各加两孔。注意：加血清样品时，每吸取一份标本均应更换塑料吸头。

3. 孵育　将加好样的试剂盒做好标记，水平放入湿盒中，置 37℃温箱，24 小时后观察结果。

【实验结果】

取出琼脂板，可见清晰的乳白色沉淀环。直接以扩散板背面的刻度读出各孔沉淀环的直径（mm），从已做出的标准含量表中查出各直径对应的 IgG、IgM、IgA 含量（g/L），乘以血清稀释倍数，即为待测血清中 IgG、IgM、IgA 的实际含量。

二、双向琼脂扩散试验检测血清甲胎蛋白

【实验材料】

1. 抗体抗 AFP 抗体。

2. 抗原待测血清、AFP 阳性血清、AFP 阴性血清。

3.1% 琼脂管、塑料小盒、打孔器、微量加样器及塑料吸头、电炉、搪瓷杯、湿盒等。

【操作步骤】

1. 熔化琼脂　将 1% 琼脂管放入瓷杯，杯内加水置电炉上加热至琼脂熔化，关闭电炉。

2. 铺板　将已熔化琼脂倒入塑料小盒，使成厚度为 2~3mm 的琼脂板，冷凝。

3. 打孔　捏扁打孔器皮头，将打孔器垂直插入凝固的琼脂底部后松开皮头，轻轻原路退出打孔器。孔的排列本试验采用三角形。注意：孔间距一般不超过 1cm。

4. 加样　用微量加样器，每孔 10μl。1 号孔加抗体；2 号、3 号孔分别加待测血清和阳性对照血清；另一同学的 2 号、3 号孔分别加待测血清和阴性对照血清。注意：每加一样品均需更换吸头，以防影响实验结果。加样若外溢可用吸水纸吸去。

5. 孵育　琼脂板标记后放湿盒中，置 37℃温箱，24 小时后观察结果。

【实验结果】

1. 相同反应   待测样品与阳性对照抗原相同，形成融合性沉淀弧。

2. 非相同反应   各沉淀线交叉，说明两孔中抗原完全不同。

3. 部分相同反应   沉淀线融合但出现支线，说明两孔中抗原有部分相同。

三、环状沉淀法测定血清循环免疫复合物

【实验材料】

1. 血清待测标本（1号）、正常对照（2号）。

2. 试剂：6%聚乙二醇（PEG）溶液（6g分子量6000溶于100ml BBS）、硼酸缓冲液即BBS（0.1mol/L，pH 8.4）、71.4% CsCl溶液或70%蔗糖溶液。

3. 3mm×50mm沉淀管、1ml吸管、小试管、吸管皮头、离心机、分光光度计等。

【操作步骤】

1. 稀释血清   将1、2号血清标本均做1∶4稀释（即0.1ml血清加0.3ml硼酸缓冲液混匀）。

2. 加反应物   取小试管4支，编号1、2、3、4，按表2-3分别加入反应物，混匀后置4℃冰箱过夜。

3. 形成环状沉淀   取4支离心管，标明1、2、3、4号。先于各管内加入CsCl溶液（或蔗糖溶液）0.1ml，分别在各管内加入上述相应小试管中的溶液0.1ml（加液时沿管壁缓缓加入，避免与CsCl溶液或蔗糖溶液混合）。

表2-3   环状沉淀法加样表（单位：ml）

试管号	1	2	3	4
6%聚乙二醇	0.2	0.2	—	—
0.1mol/L硼酸缓冲液	—	—	0.2	0.2
1∶4 1号血清	0.2	—	0.2	—
1∶4 2号血清	—	0.2	—	0.2

4. 离心   将4支管离心1000rpm，10分钟，取出离心管观察结果。

【实验结果】

1. 阳性   出现白色沉淀环表示该管有CIC存在；同时对照管（2、3、4管）不出现白色沉淀环。

2. 阴性   检测管与对照管相同，不出现白色沉淀环，即检测管内无CIC存在。

实验 13   对流免疫电泳试验

【实验原理】

在pH 8.6缓冲液中抗原带负电荷，在电场作用下由阴极向阳极移动。抗体为大分子球蛋白，带少量的负电荷，移动较慢，受电渗作用反而向阴极移动，当抗原与抗体在

琼脂板两孔间相遇时，在两者比例适当处形成白色沉淀线。这种在双向扩散基础上加电泳的方法，称为对流免疫电泳。由于抗原、抗体在电场中受外力定向移动，因而提高了试验速度及敏感度，而使沉淀线出现较快，可在短时间内观察结果，用于快速诊断。下面以检测血清甲胎蛋白（AFP）为例介绍对流免疫电泳试验（图2-4）。

【实验材料】

1. 已知 AFP 诊断血清、待测血清、已知 AFP 阳性血清。

2. 0.05mol/L 、pH 8.6 巴比妥缓冲液。

3. 电泳仪、3mm 打孔器、载玻片、微量加样器、水浴锅、吸管等。

【操作步骤】

1. 用0.05mol/L、pH 8.6 巴比妥缓冲液配制1.5%琼脂。水浴中加热熔化琼脂，用吸管吸取3.5ml 置于载玻片上，冷凝后备用。

2. 按图2-4打孔，孔径3mm，孔间距离4~5mm。

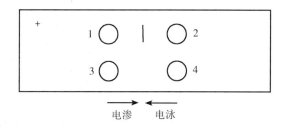

图2-4　对流免疫电泳示意图

3. 1孔和3孔内加入 AFP 诊断血清，向2孔内加入已知 AFP 阳性血清，向4孔内加待检病人血清。

4. 将加好样品的琼脂板放置电泳槽上，抗原孔接阴极端，抗体孔接阳极端。琼脂板两端分别用滤纸（滤纸宽度应与琼脂板宽度一致，滤纸应盖在琼脂板两端各1cm处）盖住，与0.05mol/L、pH 8.6 的缓冲液相连，接通电源，控制电流在4mA/cm，端电压约6V/cm，电泳45~90分钟，关闭电源，取出琼脂板。

【实验结果】

观察两孔间白色沉淀线的产生，出现沉淀线为阳性反应。若沉淀线不够清晰，可在37℃放置数小时，以增强线条清晰度。

【注意事项】

1. 加样时要换吸头，样品不要溢出孔外。

2. 电泳时间随着孔间距的增大而延长。

3. 抗原与抗体量应接近，如抗原量过多，可造成假阴性结果，需通过稀释抗原解决。

4. 先关闭电源再取琼脂板以防触电。

实验 14　酶联免疫吸附试验

【实验材料】

1. 血清　待测血清、阳性对照血清、阴性对照血清。

2. 抗体　HBs 抗体、酶标 HBs 抗体。

3. 酶标反应板　聚苯乙烯 96 孔板。

4. 包被缓冲液　0.05mol/L、pH 9.6 碳酸钠 – 碳酸氢钠缓冲液。

5. 洗涤液　0.01mol/L、pH 7.4 PBS。

6. 底物　pH 5.0 磷酸盐 – 枸橼酸盐缓冲液配制的邻苯二胺（OPD – H_2O_2）。

7. 终止液　2mol/L H_2SO_4。

8. 其他　移液器、滴管、吸水纸、酶标仪等。

【操作步骤】

1. 抗体包被　在 96 孔酶标反应板中设 6 个试验孔。各孔滴加用包被缓冲液稀释的 1∶500 HBs 抗体，0.1ml/孔，4℃过夜。

2. 封闭　弃包被液，各孔加入 1% BSA（封闭液），0.3ml/孔，37℃ 2 小时。弃封闭液，各孔加洗涤液后静置 20 秒，弃洗液并甩去余水，重复洗 3 次，最后在吸水纸上拍干。

3. 加待测抗原　第 1、2、3 孔分别加入不同稀释度的待测血清（1∶10、1∶100、1∶1000，每份待检样品应平行做 2 份）；第 4、5、6 孔分别加入阳性对照血清、阴性对照血清和空白对照（PBS），0.2ml/孔，37℃ 40 分钟（注：因为课时受限，本实验下列步骤在下次实验课进行，其间反应板置 4℃冰箱过夜）。洗涤同上。

4. 加酶标抗体　除空白对照外，各孔加入酶标抗体，0.1ml/孔，37℃ 30 分钟。洗涤同上。

5. 加底物　各孔加入 OPD – H_2O_2 溶液，0.2ml/孔，室温放置 5 分钟。

6. 加终止液　各孔加入 2mol/L H_2SO_4，0.05ml/孔，即刻观察结果。

7. 观察结果　用肉眼观察颜色变化；或于 20 分钟内，用酶标仪（波长 450nm，用空白孔调零）测定各孔 OD 值。

【实验结果】

1. 定性　肉眼观察。阴性为无色或微黄色；阳性随抗原稀释度不同而呈现深浅不同的黄色。

2. 定量　记录酶标仪测定的各标本 OD 值。

（1）临界值（C. O.）= 2.1 × 阴性对照 OD 平均值。阴性对照 OD 值小于 0.05 按 0.05 计算，大于 0.05 按实际值计算。

（2）待检标本 OD 值/临界值≥1，为 HBsAg 阳性。

第三节　补体测定

实验 15　补体溶血试验

【实验原理】

用鸡红细胞免疫兔或狗等动物产生相应抗体（溶血素），鸡红细胞与相应抗体结合后，形成抗原抗体复合物，激活补体的经典途径，产生膜攻击性，导致红细胞溶解，引起溶血反应。

【实验材料】

1. 2% 鸡红细胞。

2. 抗鸡红细胞抗体。

3. 20% 豚鼠新鲜血清或兔新鲜血清。

4. 生理盐水、试管架、试管、吸管、水浴箱等。

【操作步骤】

1. 取小试管 3 支，按表 2 - 4 加入各成分。

表 2 - 4　补体溶血试验（单位：ml）

试管号	2% 鸡细胞	溶血素（2U）	20% 补体	生理盐水	结果
1	0.25	0.25	0.25	0.25	
2	0.25	0.25	—	0.5	
3	0.25	—	0.25	0.5	

2. 将上述 3 支试管放入 37℃ 水浴箱内，15 ～ 30 分钟后观察并记录结果。

【实验结果】

1. 试管内液体透明呈红色，晃动见不到有形的红细胞为溶血。

2. 试管内液体混浊呈浅红色，晃动可见红细胞悬浮为不溶血。

【注意事项】

1. 所用吸管、试管等玻璃器皿一定要清洁。

2. 各样品吸管要专用。

3. 补体、红细胞要新鲜。

实验 16　血清总补体活性测定（CH_{50}）

【实验原理】

绵羊红细胞（抗原）与溶血素（抗体）结合，形成的复合物可激活补体，产生溶血现象，在一定范围内，溶血程度与补体含量呈正相关。溶血反应中补体剂量是 S 形曲线，在 50% 上下时溶血曲线最陡，溶血程度与补体含量关系敏感。故以 50% 溶血作为判定终点测定血清总补体活性比 100% 溶血敏感得多。这种方法称补体 50% 溶血，简称 CH_{50}。

【实验材料】

1. 2% 绵羊红细胞（SRBC）悬液配制：将脱纤维绵羊红细胞用生理盐水离心洗涤 3 次，末次用 2000rpm，离心 10 分钟，取压积红细胞 2ml 加生理盐水至 100ml 即成 2% 红细胞悬液。

2. 抗绵羊红细胞抗体（溶血素）。

3. 1% 致敏羊红细胞：取一定单位溶血素与 2% 羊红细胞按 1∶1 混合，15 分钟后即可使用。

4. 50% 溶血标准管：

（1）配制 2% 血红素溶液：吸取 2% 绵羊红细胞悬液 10ml 放入刻度离心管内，2000rpm，离心 10 分钟，弃上清液后加蒸馏水至 9.0ml 处，使全部溶血，再加入 1ml 8.5% NaCl 溶液，使成等渗液（含 0.85% 生理盐水）。

（2）取上述 2% 血红素 1ml 加 2% 绵羊红细胞 1ml，再加生理盐水 8ml 混匀，2000rpm，离心 5 分钟，其上清液即为 50% 溶血标准管。

5. 待测血清。

6. 其他：生理盐水、蒸馏水、试管、吸管、水浴箱等。

【操作步骤】

1. 取洁净试管 8 支放于试管架上。

2. 稀释血清按表 2-5 所示加入各成分，待测血清做倍比稀释，振荡混匀。

3. 37℃ 水浴 30 分钟。

4. 1000rpm、离心 5 分钟后与 50% 溶血标准管比较，判定结果。

表 2-5　血清总补体测定法（单位：ml）

试管号	1	2	3	4	5	6	7		8
生理盐水	0.5	0.5	0.5	0.5	0.5	0.5	0.5	弃去	0.5
抗体（血清）	0.5	0.5	0.5	0.5	0.5	0.5	0.5	0.5	—
稀释倍数	1∶2	1∶4	1∶8	1∶16	1∶32	1∶64	1∶128		—
1% 致敏羊红细胞	0.5	0.5	0.5	0.5	0.5	0.5	0.5		0.5
37℃温箱　30 分钟									

【实验结果】

将上述各管离心沉淀，以上清液与 50% 溶血标准管比较，取溶血程度与标准管相同的待测血清最高稀释管作为总补体含量计数管。该管的稀释倍数除以其血清用量即为总补体含量。

正常值：50~100U/ml。

【注意事项】

1. 待测血清要求新鲜，否则对补体活性有明显影响。

2. 试管管径要一致。

3. 所用的玻璃器皿一定要清洁，酸、碱均能影响实验结果的准确性。

第四节　超敏反应实验技术

实验 17　豚鼠血清过敏反应试验

【实验原理】

给动物（豚鼠等）注射异种蛋白质，经过一定时间，动物体内产生特异性 IgE，并吸附于肥大细胞和嗜碱性粒细胞表面，使机体处于致敏状态。当再次将大量相同抗原注入动物体内时，抗原与细胞表面吸附的 IgE 结合，导致肥大细胞和嗜碱性粒细胞脱颗粒，释放生物活性介质，作用于平滑肌及相应组织器官，引起过敏反应甚至过敏性休克。

【实验材料】

1. 动物：豚鼠（300g 左右）。

2. 马血清（或兔血清）、鸡卵白蛋白。

3. 无菌生理盐水、消毒酒精、注射器、针头等。

【操作步骤】

1. 取豚鼠（300g）3 只编号，1 号豚鼠腹腔注射 1∶10 稀释的兔血清 0.5ml，2 号豚鼠腹腔注射 1∶10 稀释的鸡卵白蛋白 0.5ml，3 号豚鼠腹腔注射生理盐水 0.5ml，使其建立致敏状态。

2. 15 天以后，分别给 3 只豚鼠腹腔内注射兔血清 1～2ml，注射后注意观察 3 只豚鼠症状表现。

3. 典型的过敏症状结束后，如果豚鼠死亡，则对死亡的豚鼠进行解剖，观察各脏器的变化。

【实验结果】

3 只豚鼠中用兔血清致敏的 1 号豚鼠，数分钟后即表现兴奋不安、抓鼻、咳嗽、打喷嚏，继而竖毛、呼吸急促困难，出现痉挛性跳跃，重者尿便失禁，垂死挣扎，最终因休克而死亡。2、3 号豚鼠（初次接受兔血清注射）则与正常豚鼠一样没有任何过敏反应症状。对死亡的豚鼠进行解剖，可见整个胸腔充满肺组织，豚鼠因肺气肿窒息而死亡。

实验 18　反向间接血凝法测定人血清 IgE

【实验原理】

IgE 是介导 I 型变态反应的免疫物质，在正常人血清中 IgE 含量只有 0.1～0.9mg/L。当机体被变应原刺激而处于过敏状态时，血清中 IgE 含量比正常人明显增高几十至几百倍。因此测定血清中 IgE 或特异性 IgE 含量，可以帮助诊断 I 型变态反应性疾病。

反向间接血凝法是将马抗人 IgE 吸附于绵羊红细胞表面，使其处于致敏状态，当致敏的红细胞与人血清中的 IgE 相遇时，即可通过抗原抗体的特异性结合及载体颗粒作用，产生红细胞凝集现象。

【实验材料】

1. 冻干马抗人 IgE 致敏的 1% 绵羊红细胞（SRBC）。

2. IgE 工作标准（阳性血清）：IgE 含量为 6970 IU/ml。

3. 待测血清、阴性血清（脐血清）。

4. 稀释液：0.15mol/L pH 7.2 的 PBS，加 2% 灭活的正常兔血清，56℃ 30 分钟，用于配制致敏红细胞及稀释血清。

5. U 形血凝板、微型振荡器、微量加样器等。

【操作步骤】

1. 用微量加样器吸取各试剂，在 U 形血凝板上按表 2-6 加入各试剂，待测血清做倍比稀释。

2. 每次实验均设阳性血清（IgE 工作标准）、阴性血清等对照。

表 2-6　反向间接血凝试剂加入法（单位：μl）

孔号	1	2	3	4	5	6	7	8	9		10
稀释液	25	25	25	25	25	25	25	25	25	弃去	25
待测血清	25	25	25	25	25	25	25	25	25	25	—
稀释倍数	1:2	1:4	1:8	1:16	1:32	1:64	1:128	1:256	1:512		
IgE 致敏的 1% 绵羊红细胞	25	25	25	25	25	25	25	25	25	25	
振荡混匀，置室温 2 小时，观察结果											
假定结果	+++	+++	+++	+++	+++	+++	+++	++	+	−	−

【实验结果】

1. 以出现 "++" 的血凝反应作为检出效价，分别判定 IgE 工作标准及被检血清的最高稀释倍数。

2. 结果计算：假定 IgE 工作标准血凝效价为 1:256，IgE 工作标准含量为 6970 IU/ml，则血凝单位为 6970÷256 = 27.2（IU/ml）。

待测血清标本 IgE 含量用 IgE 工作标准的血凝单位乘以标本血凝效价的倒数，即为待测血清 IgE 的含量。如标本血凝效价为 1:64 时，标本 IgE 含量则为 27.2 × 64 = 1740.8（IU/ml）。

【注意事项】

1. 微量加样器加入不同样品时要换吸头。

2. 血凝板必须清洁。

附：免疫血清的制备、鉴定及保存

一、免疫血清的制备

将某种抗原物质注入动物体内，经过一定时间，动物血清中可出现针对抗原的特异性抗体，这种含抗体的血清称为免疫血清。制备优质免疫血清与抗原的纯度、免疫原性、免疫途径、抗原剂量、注射次数、时间间隔、有无佐剂及动物应答能力有关。

（一）兔抗鸡红细胞抗血清的制备和鉴定

【实验材料】

1. 动物　健康家兔、来亨鸡红细胞。

2. 试剂　Alsever's 液、生理盐水。

3. 器材　无菌注射器及针头、碘酒酒精棉球、无菌毛细滴管、无菌试管、无菌三角烧瓶等。

【操作步骤】

1. 制备抗原

（1）来亨鸡心脏采血，立即注入等量 Alsever's 液内，混匀，4℃保存（可保存3周）。

（2）用生理盐水洗涤红细胞，2000rpm，离心 5 分钟，重复 3 次。末次可离心 10 分钟，使红细胞沉在管底（上清清亮透明），弃上清。

（3）用生理盐水将红细胞配成 100% 的红细胞悬液。

2. 免疫动物

（1）体重 2~3kg 健康家兔若干只。

（2）100% 的红细胞悬液于兔耳静脉注射：第 1 天注射 1ml，第 2 天注射 2ml，第 3 天注射 3ml，第 4 天注射 4ml，第 5 天注射 5ml。

（3）鉴定：末次注射后第 7 天，耳静脉采血 1ml，分离血清，用 V 形微量血凝板做凝集试验滴定溶血素效价。若效价在 1∶2000 以上，即可使用。若效价不高可追加 1~2 次，再进行试验。

（4）分离血清：采用颈动脉放血法（或心脏采血法）收集血液于无菌三角烧瓶中，待其凝固贴壁，再置 4℃过夜，待血块凝缩后，用玻璃棒将血块与容器壁分开，吸取澄清的血清经 2500rpm，离心 10 分钟，收集上清，即为所制备的免疫血清（溶血素）。

（二）兔抗大肠埃希菌抗血清的制备和鉴定

【实验材料】

1. 动物　健康家兔。

2. 菌种　大肠埃希菌。

3. 培养基　琼脂斜面。

4. 其他　0.3% 甲醛盐水、生理盐水、Mefarland 标准比色管、无菌注射器及针头、络合碘棉球、无菌毛细吸管及试管。

【操作步骤】

1. 制备抗原

（1）取已鉴定合格的抗原性完整的大肠埃希菌接种琼脂斜面，经 37℃ 16~18 小时培养后，用 0.3% 甲醛盐水将菌苔洗下，制成浓悬液，37℃ 孵育 24 小时以杀菌。

（2）细菌浓悬液进行无菌试验，证实细菌确实被杀死后，计数细菌数，用无菌生理盐水调整细菌悬液浓度为 $1 \times 10^9/ml$。

2. 免疫动物

（1）选择体重 2~3kg 的健康雄兔，按下列程序将已调整好浓度的细菌悬液注入家兔耳静脉：第 1 天注射 0.25ml，第 2 天注射 0.5ml，第 3 天注射 1.0ml，第 4 天注射 2.0ml。

（2）鉴定：末次注射后第 5 天，兔耳静脉采血 1ml，分离血清，用上述菌液做试管凝集试验滴定抗菌血清效价。若凝集效价在 1：2000 以上即可以从兔颈动脉放血，分离血清分装，储存备用。若血清效价不太高，可逐日静脉注入递增的上述菌液 1~3 次，常可使效价明显升高。

【注意事项】

家兔在免疫前应先耳静脉采血 1ml，分离血清，与上述菌液做试管凝集试验，测定兔血清内无天然的凝集素后方可进行免疫。

二、免疫血清的保存

1. 冷藏保存   将无菌采集（或经滤过除菌）的抗血清于 4℃ 冰箱保存。一般该法可保存 3~6 个月，效价高的血清可保存 1 年，不影响使用。

2. 防腐保存   抗血清中加入 0.1%~0.2% NaN_3，或 0.5% 石炭酸，或 0.2% 硫柳汞防腐，4℃ 冰箱可保存 1~2 年。

3. 中性甘油保存   抗血清中加入等量中性甘油，-20℃，可保存 3~5 年。

4. 低温保存   抗血清存放在 -20℃~-40℃ 冰箱，可保存 5~7 年。注意抗血清最好分装保存，因为反复冻融可使抗体效价降低。

5. 冷冻干燥法   将抗血清分装于安瓿中，经冷冻干燥后封口。-70℃ 可保存 10 年以上。

第三章　病原生物学基础实验

实验19　显微镜的构造和使用方法

一、普通生物光学显微镜

1. 生物光学显微镜结构　生物光学显微镜由机械部分和光学部分组成（图3-1）。

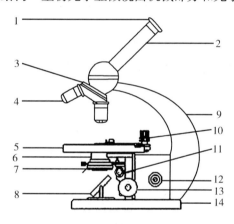

图3-1　生物光学显微镜示意图

1. 目镜；2. 镜筒；3. 镜头回转器；4. 物镜；5. 载物台；6. 聚光器；
7. 光圈；8. 反光镜；9. 镜臂；10. 标本推动器；11. 聚光器调节器；
12. 细调节器；13. 粗调节器；14. 镜座

（1）机械部分

①镜筒　位于显微镜上方，上接目镜，下接转换器。镜筒有单筒和双筒两种，多为斜筒式。

②镜臂　为弓形金属柱，支撑镜筒。

③镜头回转器　装于镜筒下端，用于安装物镜和转换物镜。

④载物台　物镜下的平台，用以载放被检标本。中央有通光孔，供入射光通过。在载物台上，以标本扳动器将标本固定后，前后左右推动，找寻不同观察视野。

⑤调节器　为调节焦距的装置，有粗调节器和细调节器两种。利用它们使镜筒或载

物台上下移动，调节物镜与标本间距离，使物像更清晰。有的显微镜还有专司聚光器升降的调节器。

⑥镜座　位于显微镜底部，支撑全镜。

（2）光学部分

①目镜　可将物镜所成实像进一步放大，但不增加分辨力，目镜上标有"5×"、"10×"、"15×"等，各代表其放大倍数。

②物镜　是显微镜中决定成像质量和分辨能力的重要部件，其作用是将标本放大。物镜上常标有放大倍数、数值口径等参数。物镜根据使用条件不同，一般可分为干燥物镜（包括低、高倍镜）和浸油物镜（"100×"）。

③聚光器　位于载物台下方。其作用为将入射光聚集于标本之上。聚光器位置升降可影响视野的明亮度。

④光圈　安装于聚光器下方。由十几张金属薄片组成，可通过放大和缩小调整透进光强弱，调节对比度。

⑤光源　分为两种。一种为反光镜，可采集外来光线并送入聚光器。它有平、凹两面之分。通常用平面镜，在照明条件较弱或用油镜时，采用凹面镜。另一种为安装在镜座内的内置光源，亮度可调。

2. 光学显微镜的原理　微生物标本的检查，常用显微镜进行。其中细菌体积微小，以微米计，必须用油镜才能分辨清楚。显微镜的分辨力，即其分辨两点之间最小距离（R）的能力，由作用光波长（λ）和物镜的数值孔径（$N.A.$）决定。

明视野显微镜以可见光为光源，波长平均值固定在550nm左右。所以只能通过增加物镜的数值孔径来提高显微镜分辨力。数取孔径表示由聚光器而来的锥形光柱照射在观察标本上被物镜聚集的量。

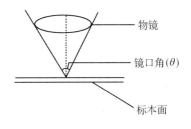

图 3-2　镜口角示意图

θ 为镜口角（图 3-2），指通过标本的光线投射到物镜的角度。其理论限度在 180°，一般最大角度为 120°，所以 sin（$\theta/2$）总小于 1。n 指物镜与标本间介质的折射率。干燥物镜所用介质为空气（$n \approx 1$），入射光通过标本玻璃（$n = 1.55$）后，在空气中发生折射，部分光线散失，故数值孔径不超过 1。而油镜以香柏油为介质（$n = 1.56$，与玻璃相近），镜头工作时浸入油内，可消除光线通过玻璃与物镜间空气时发生的折射现象，避免光线损失，故油镜数值孔径得到较大提高（可达 1.25），显微镜的最小分辨距离也达到 0.2μm，几乎可以看清所有细菌。

3. 生物光学显微镜的使用方法

（1）观察前准备　一手握镜臂，一手托住镜座，取出显微镜置于平稳实验台上。镜座距实验台边缘 3~4cm。镜检者姿势端正，两眼睁开，以减少疲劳。一般用左眼观察，右眼便于绘图记录。手不可直接触摸镜头，可用擦镜纸擦去镜头灰尘。

（2）采光　将低倍镜转到光路中，适当调节光圈和聚光器，转动反光镜或打开内置光源，使视野得到均匀照明。

注意：当用油镜观察标本时，光线宜强，可完全打开光圈，上升聚光器与载物台相平，以凹面反光镜采光。

（3）观察

①低倍镜观察 低倍镜视野较大。故往往先用低倍镜找出染色标本范围，再换用高倍镜或油镜观察。

②高倍镜观察 标本固定于载物台，低倍镜找到合适视野后，将高倍镜转入光路（如光线过暗，可适当调节光圈、聚光器和反光镜）。先在双目侧视下，使用粗调节器调至物镜非常靠近标本，再以左眼从目镜中观察，同时反向转动粗调节器，直到看见模糊的物像。换用细调节器，调至物像清晰，观察标本，绘图。

注意：细调节器不可向一个方向过度旋转。

③油镜观察 通过低倍镜调节入射光线，使视野最明亮。从二重瓶内取香柏油 1 ~ 2 滴滴于标本片上要观察的部位。标本固定于载物台上，转换为油镜。双目侧视下，转动粗调节器使油镜头浸入油中几乎与标本相接触。然后左眼从目镜观察，徐徐下调载物台，直到看见模糊物像，再用细调节器调至物像清晰，观察标本，绘图。如镜头离开油面还未看到物像，则应再重新操作。

注意：非在侧目注视下，不可使油镜与标本接近，以免压碎玻片，损坏镜头。

（4）显微镜用毕后的处理

①以粗调节器调开油镜，移去标本片。

②用擦镜纸擦去油镜上的香柏油。如油过黏、过干，可以用擦镜纸蘸少许二重瓶外层的二甲苯擦镜，然后立即用干擦镜纸擦去残留的二甲苯，以免镜头脱胶。

③加少许二甲苯于滴过油的标本上，以毛边纸向一个方向轻轻拖拉，除去标本上的油。一次不行可重复，但不可来回擦抹，以免擦掉标本。

④将显微镜各部分还原：聚光器下降，反光镜垂直于镜座，物镜镜头离开通光孔上方转成八字形，放入镜箱。

二、暗视野显微镜

1. 暗视野显微镜的结构和原理 在显微镜上安装一个特制的聚光器——暗视野聚光器。此聚光器中央为一黑板所遮，光线不能直接通向镜筒，使视野背景黑暗。这样，从聚光器周边斜射到载玻片上细菌等微粒上的光线，就因散射作用而发出亮光，反射到镜筒内。故在强光照射下，可在黑色的背景中看到发亮的菌体。正如我们在暗室内，能看到从隙缝漏入的阳光内有无数尘埃颗粒一样。

2. 暗视野显微镜的使用方法

（1）将显微镜聚光器卸下，装上暗视野聚光器，置暗室，使用人工光源。

（2）先用低倍物镜观察，调节光环置中央后，在暗视野聚光器表面滴上香柏油（或水），再将标本夹在移动尺上。

（3）调节暗视野聚光器，使之油滴（或水滴）与镜台上的载玻片底面接触。

（4）其余操作同显微镜。

三、荧光显微镜

1. 荧光显微镜的构造及原理

（1）荧光显微镜光源：能发射丰富的紫外光和紫蓝光，常用150～200W高压汞灯。

（2）滤片片：①激发滤光片装于光源与聚光器之间，可选择性使紫外光及紫蓝光通过，从而激发荧光素发出荧光；②吸收滤光片装于物镜与目镜之间，可吸收紫外光及紫蓝光，仅让荧光通过，以便观察标本和保护眼睛。

2. 荧光显微镜的使用方法

（1）将荧光显微镜置暗室，开启光源，待光源稳定并达到一定亮度（5～10分钟）后，对准光轴。

（2）装好配对的激光滤光片和吸收滤光片后再观察，操作同显微镜。

3. 荧光显微镜的注意事项

（1）如用高压汞灯做光源，使用时一经开启不宜中断。断电后须待汞灯冷却后（约15分钟）方能再启用。

（2）观察标本时间不宜太长，因标本在高压汞灯下照射超过3分钟，即有荧光减弱现象。

实验20　细菌的形态观察

一、细菌基本形态与特殊构造观察

细菌标本片若干张。注意观察细菌的基本形态、大小、染色性、排列和特殊结构，见书后所附彩图。

1. 基本形态

（1）球形（sphere）　葡萄球菌（*Staphylococcus*）、链球菌（*Streptococcus*）、脑膜炎奈瑟菌（*Neisseria meningitidis*）革兰染色示教片。

（2）杆形（rod）　大肠埃希菌（*Escherichia coli*）革兰染色示教片。

（3）螺形（spirilla）　霍乱弧菌（*Vibrio cholerae*）革兰染色示教片。

2. 特殊结构

（1）荚膜（capsule）　肺炎球菌（*pneumococcus*）奈瑟染色示教片，注意荚膜与菌体的关系。

（2）鞭毛（flagella）　伤寒沙门菌（*Salmonella typhi*）镀银染色示教片，注意鞭毛的分布。

（3）芽胞（spore）　破伤风梭菌芽胞（*Clostridium tetani*）抗酸染色示教片，注意芽胞的大小、与菌体的染色差异及位置关系。

3. 其他特征性形态

（1）白喉棒状杆菌（*Corynebacterium diphtheriae*）　该菌的奈瑟染色示教片，菌体淡黄色，有深蓝色异染颗粒为其特征形态。

（2）炭疽芽胞杆菌（*Bacillus anthracis*） 该菌的革兰染色示教片，菌体呈杆状，两端平切，连成竹节状。芽胞为空染区，宽不超过菌体，位于菌体中央。

二、细菌涂片和革兰染色

【实验原理】

最常用的细菌复杂染色法是革兰染色法（Gram's stain）。可分为结晶紫初染、卢戈碘液媒染、酒精脱色和复红复染等步骤。采用革兰染色法可把细菌分成两大类，它是细菌分类和鉴定的基础。凡能使第一种染料结晶紫保留蓝紫色的细菌叫做革兰阳性（G^+）细菌，凡被酒精脱色后染上对比颜料沙黄或稀释复红而呈红色的细菌叫做革兰阴性（G^-）细菌。两类细菌的致病性和对抗菌药物的敏感性不同。因此，可通过染色结果指导临床用药。

一般认为，革兰染色法与下列因素有关：①革兰阳性细菌等电点低（$PI = 2 \sim 3$），而革兰阴性细菌等电点高（$PI = 4 \sim 5$），因此在一般生理条件下（pH 7.4 左右），革兰阳性细菌所带的负电荷要比阴性细菌多得多，从而与碱性染料结晶紫结合牢固。②革兰阴性细菌细胞壁有外膜结构，含有较多的脂质成分，对酒精作用敏感。脂质被酒精溶解，造成细胞壁破损，结晶紫－碘复合物容易被抽提出来而脱色。③革兰阳性细菌细胞壁脂质含量低，对酒精作用不敏感，且革兰阳性细菌细胞壁含有多层致密（交联度大）的肽聚糖层及带有大量负电荷的磷壁酸，结晶紫－碘复合物与细胞壁结合紧密，染料不易被酒精抽提出来，仍保留结晶紫的蓝紫色。

【实验材料】

1. 葡萄球菌和大肠杆菌培养物、接种环、玻片、滤纸等。

2. 革兰染液：①初染液结晶紫（crystal violet）；②媒染液卢戈碘液（Lugol's ioding）；③脱色液95%酒精（ethanol）；④复染液稀释复红（dilute fuchsin）。

【操作步骤】

1. 涂片

（1）取载玻片1张，拭净。

（2）接种环用火焰灭菌，取生理盐水1滴，滴在载玻片中央（如被检材料是液体，可不加生理盐水）。

（3）左手斜持菌种管，右手持接种环，经火焰灭菌后，用右手小指拔开菌种管棉塞，管口通过火焰，将接种环插入管中取菌少许（切不可多，更不可将培养基刮下）。

（4）管口再通过火焰，塞好棉塞。

（5）将接种环上的细菌加入载玻片之水滴内，磨匀，涂成直径约1cm大小的薄菌膜。

（6）接种环经火焰灭菌。

2. 干燥 涂片置于空气中，使其自然干燥。

3. 固定 干燥后将涂片在火焰上缓缓通过3次，此为"固定"。目的是使细菌黏于载玻片上，染色和水冲时不易脱落；且细菌为蛋白质，被热凝固可保持完整形态。

4. 初染 加结晶紫染液于标本上，使其覆满标本，染1~2分钟，细水冲洗。

5. 媒染 加卢戈碘液染1分钟，细水冲洗。

6. 脱色 加95%酒精于载玻片上，脱色约30秒，倾去酒精，细水冲洗。

7. 复染 加稀释复红染液复染约1分钟，水洗，待其自然干燥或用吸水纸轻轻吸干。

8. 镜检 油镜观察。

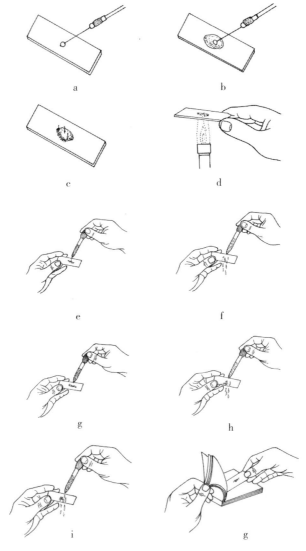

图3-3　革兰染色步骤

a、b. 涂片；c、d. 固定；e~i. 染色；g. 吸干玻片上的水

【实验结果】

金黄色葡萄球菌被染成紫色（G⁺）；大肠杆菌被染成红色（G⁻）。

三、抗酸染色法

【实验材料】

1. 肺结核病人痰标本。

2. 抗酸染色液、载玻片等。

【操作步骤】

1. 冷染色法

（1）收集患者清晨所咳之痰，用竹签挑取痰液中干酪坏死小块或带血小块，制成涂片（要厚），干后火焰固定。痰标本亦可于加热灭菌后制作涂片。

（2）将制好的涂片加苯酚复红液 3～4 滴，维持 30 分钟以上，再用水冲洗。

（3）加 3% 盐酸酒精数滴于载玻片，轻轻摇动载玻片脱色，直至无红色染液流出为止，然后再用水洗。

（4）加美蓝染色液 1～2 滴，复染 1 分钟，水洗，甩干水即成。

2. 加温染色法

（1）将已固定好的涂片置于染色架上或用染色夹子夹好，滴加苯酚复红染液，并于载玻片下方以弱火焰加温至染液冒蒸气（切勿煮沸和煮干），随时补充染料以防干枯，持续 5 分钟，然后用水冲洗。

（2）同冷染色法步骤（3）和（4）。

四、细菌单染色法

【实验原理】

单染色法即仅用一种染料着色，所有的细菌均被染成一种颜色，可用来观察细菌的形态和排列方式，但无鉴别细菌的作用。

【实验材料】

1. 细菌 金黄色葡萄球菌斜面培养物 1 支、大肠杆菌斜面培养物 1 支。

2. 试剂 吕氏美蓝染液、复红染液、香柏油、生理盐水、二甲苯。

3. 其他 载玻片、吸水纸、接种环、酒精灯、擦镜纸、显微镜。

【操作步骤】

1. 涂片 同革兰染色。

2. 染色

（1）在固定后的标本上加吕氏美蓝染液（或复红染液）以覆满标本为度，染 1～2 分钟。

（2）用细流水自载玻片一端徐徐冲洗。

（3）待其自然干燥或用吸水纸轻轻吸干。

3. 油镜观察 吕氏美蓝染色者，菌体呈蓝色；复红染色者，菌体呈红色。

五、细菌不染色标本的制备与观察

【实验材料】

1. 细菌　金黄色葡萄球菌肉汤培养物、变形杆菌肉汤培养物或水弧菌肉汤培养物。

2. 玻片　普通玻片、凹玻片、盖玻片。

3. 其他　接种环、酒精灯、凡士林、小镊子等。

【操作步骤】

1. 压滴法

（1）用接种环取菌液 2 ~ 3 环，至于普通玻片上。

（2）用小镊子夹取 1 块盖玻片，于菌液的一侧边缘轻轻接触菌液后缓慢放下，盖住菌液（注意不要产生气泡）。

（3）先用低倍镜找到细菌所在部位，再转高倍镜观察细菌是否运动。

2. 悬滴法

（1）取 1 张清洁盖玻片，在四周边缘抹少许凡士林。

（2）用接种环取菌液 1 环，置于盖玻片中央。

（3）将凹玻片倒扣在盖玻片上，凹窝正对菌液，轻压凹窝周围使其与盖玻片黏住，迅速翻转凹玻片，使菌液倒悬在盖玻片下。

（4）观察方法同压滴法。

【注意事项】

1. 不染色标本应降低聚光器，缩小光圈以降低背景亮度，便于观察。

2. 检查完毕，用镊子夹取盖玻片，放入消毒缸内。

【实验结果】

变形杆菌有鞭毛，可做活泼定向运动；葡萄球菌无鞭毛，只能做有限的颤动。

【思考与讨论】

1. 说明细菌革兰染色的原理。

2. 分别绘出革兰阳性细菌和革兰阴性细菌的形态。

3. 简述细菌革兰染色的技术关键与医学意义。

附：染色液的配制

微生物学实验用的多为碱性苯胺染料（如结晶紫、美蓝、碱性复红等）。配制染液时，一般先将染料溶解于酒精或水中，配成饱和原液，其中酒精原液较稳定，便于保存，应用时再以蒸馏水或适当溶液稀释之。

一、饱和液配制法

配制饱和液时，可将适量的染料加于水或酒精中，置棕色试剂瓶内盖紧，充分振摇，静置 1 ~ 2 天后，如瓶底稍有沉淀，表示此液已达到饱和，即可取上层液使用。

二、常用染色液配制法

1. 碱性美蓝染色液

美蓝酒精饱和液（95% 酒精 100ml 中加美蓝 2g）	30ml	混合即成
0.01% 氢氧化钾水溶液	100ml	

2. 革兰（Gram）染色液

（1）结晶紫染色液

结晶紫酒精饱和溶液（2g 结晶紫溶于 20ml 95% 酒精内）	20ml	混合即成
1% 草酸铵水溶液	80ml	

（2）卢戈（Lugol）碘液

碘	1g	
碘化钾	2g	混合即成
蒸馏水	300ml	

（3）苯酚复红稀释液

苯酚复红液（萋耳－李森抗酸染色液）	1 份	混合即成
蒸馏水	10 份	

3. 萋耳－李森抗酸染色液

（1）苯酚复红液

碱性复红酒精饱和液（95% 酒精 100ml，加碱性复红 5～10g）	10ml	混合即成
5% 苯酚水溶液	90ml	

（2）3% 盐酸酒精溶液

浓盐酸	3ml	混合即成
95% 酒精	97ml	

（3）碱性美蓝染色液　见前。

实验 21　细菌的人工培养法

一、常用培养基的制备

培养基是由适合于细菌需要的各种营养物质配制而成的营养基质，可供细菌在其中生长繁殖。培养基的基本成分有蛋白胨、氨基酸、糖类、盐和水分。任何培养基除含有必需的营养物质外，还必须有一定的酸碱度（pH 7.4～7.6），澄清并保证无菌。

培养基的主要用途是：①分离并繁殖细菌；②保存菌种；③鉴定细菌；④用于生产菌苗、抗生素，以及用于细菌生理学的研究。

（一）肉汤培养基的制备

牛肉汤培养基的制备

【实验材料】

新鲜绞碎瘦牛肉 500g、蛋白胨 10g、氯化钠 5g、蒸馏水 1000ml。

【操作步骤】

1. 称取去筋膜无油脂的瘦牛肉 500g，用绞肉机绞碎，加水 1000ml，搅匀置于搪瓷锅内，冰箱过夜，除去液面上的浮油。过夜的目的是使牛肉中的水溶性养料充分地渗透出来。

2. 次日取出，煮沸半小时（若不经冰箱过夜，可直接煮沸 1 小时）。用细布过滤，肉渣中液体应尽量挤尽。量滤出肉汁，用蒸馏水补足至原量。

3. 按 1000ml 肉汁中加蛋白胨 10g、氯化钠 5g，搅拌加热使其完全溶解。

4. 冷至 40℃ ~ 50℃时，用氢氧化钠校正 pH 值至 7.8，煮沸 10 分钟，然后补充失去水分，用脱脂棉过滤，滤液须澄清。

5. 分装于试管或三角锥形瓶内，塞好棉塞，加压蒸汽灭菌 120℃ 1kg/cm^2 20 分钟。

牛肉膏汤培养基的制备

【实验材料】

牛肉膏 0.5g、蛋白胨 1g、氯化钠 0.5g、蒸馏水 100ml。

【操作步骤】

以上各成分混合加热溶解后，即可校正 pH，之后步骤同上。

（二）普通琼脂培养基的制备

【实验材料】

琼脂 2 ~ 3g、肉汤培养基 100ml。

【操作步骤】

1. 取已制备好的肉汤培养基 100ml，置于三角锥形瓶中，加 2 ~ 3g 琼脂（琼脂是从石花菜等海藻类中提取的一种物质，其化学成分主要是多糖。当温度达到 98℃以上可溶解于水，55℃以下凝固，故用做赋形剂）加热熔化。

2. 趁热校正 pH 值至 7.4 ~ 7.6。

3. 未凝前分装于试管中（可装于大、中号试管中，以备做琼脂斜面及平板用），加棉塞，加压蒸汽灭菌 121℃ 1kg/cm^2 20 分钟。

4. 灭菌后将中号试管（4 ~ 5ml）斜置，待凝后即成普通琼脂斜面。大试管中的培养基（15ml 左右），在琼脂未凝前以无菌操作，注入无菌平皿内，凝固后即为普通琼脂平板。倾注平板时必须严格无菌操作。此外，琼脂的温度不可过高，在 55℃左右为宜。如温度过高则平板内凝固水过多，易引起污染，过低则琼脂凝固使培养基表面不平滑。

5. 置冰箱保存备用。

（三）半固体培养基的制备

【实验材料】

琼脂 0.2 ~ 0.5g、肉汤培养基 100ml。

【实验步骤】

1. 于 100ml 肉汤中加入 0.25 ~ 0.5g 琼脂，加热熔化，校正 pH 值至 7.4 ~ 7.6。

2. 分装于小试管中（每管约 2ml），加压蒸汽灭菌 121℃ 1 kg/cm²20 分钟。灭菌后将试管直立，待冷凝后即成半固体培养基。

3. 置冰箱保存备用。

（四）血液琼脂培养基的制备

【实验材料】

普通琼脂培养基 100ml、无菌脱纤维羊（或兔）血 10ml。

【操作步骤】

1. 将已灭菌的普通琼脂培养基加热熔化，并冷却至 55℃ 左右。

2. 以无菌操作加入脱纤维羊血或兔血于琼脂培养基内，混匀（注意勿产生气泡），立即分装于灭菌试管或平皿中，制成血液琼脂斜面或平板，置 4℃ 冰箱保存备用。

（五）蛋白胨水的制备

【实验材料】

蛋白胨 1g、氯化钠 0.5g、蒸馏水 100ml。

【操作步骤】

1. 取蛋白胨 1g、氯化钠 0.5g，溶于 100ml 蒸馏水中。

2. 调整 pH 值至 7.6。

3. 分装于试管或锥形瓶中，塞好棉塞，用油纸或牛皮纸包扎好，高温加压蒸汽灭菌 121℃ 1kg/cm² 15 分钟。

二、细菌接种技术

根据各种细菌生物学特性的不同，利用各种培养基分别研究它们的生物学特性，鉴别细菌的种类，有助于传染病的诊断，或进行其他实验。但是，一般的被检标本（例如脓、尿、痰、粪）中常含有多种细菌，因此必须首先把它们分离开来，获得纯种后，方能进一步鉴定，包括平板划线接种法（分离培养法）、斜面培养基接种法、液体培养基接种法、半固体培养基接种法。

（一）平板划线接种法（分离培养法）

【实验材料】

1. 无菌肉汤、琼脂平板每人 2 块。

2. 酒精灯、接种环。

3. 待检标本：细菌培养液 1 管。

【操作步骤】

1. 右手拿接种环，烧灼冷却后，取待检标本少许。

2. 左手斜持（45°）琼脂平板，略开盖，平板在酒精灯火焰左前上方 5 ~ 6cm 距离。右手持已取标本的接种环在琼脂平板表面之一侧边缘，做原划线，见图 3-4a。

3. 烧灼接种环，冷却后自原划线末端蘸取少许标本，使接种环与平板表面成 30° ~ 40°角，运用腕力用接种环在平板上来回划线，如图 3-4b。划线要密但不能重叠，充分利用平板的面积，不要划破琼脂表面，并注意无菌技术，避免空气中细菌的污染。

也可用分区划线法（图 3-4c、图 3-4d、图 3-4e），即从原划线末端蘸取标本后只划平板的 1/4 ~ 1/5，划毕再用火焰灭菌，冷后同样划线，共计 4 ~ 5 次。接种环烧灼灭菌后方可放下。

（二）斜面培养基接种法

【实验材料】

1. 大肠杆菌菌液 1 管。

2. 无菌肉汤、琼脂平板每人 2 块。

3. 酒精灯、接种环。

【操作步骤】

1. 左手握含菌之甲管与斜面培养基之乙管下端，管口平齐，甲管在外，乙管在内，右手持接种环并以无名指与小指夹住甲管之棉塞，小指与手掌夹住乙管之棉塞，在火焰旁拔开，并将管口通过火焰。

2. 将烧灼过的接种环插入甲管，待冷却后，从斜面挑取菌苔少许，立即移入乙管，由斜面底部向上轻轻来回连续划线，如图 3-5a。接种环须烧灼灭菌后方可放下。

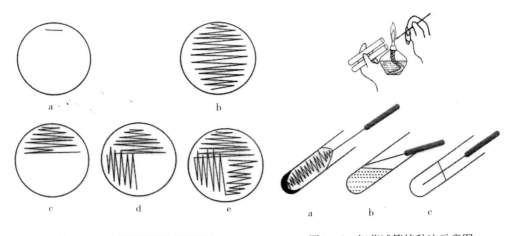

图 3-4　平板划线接种法示意图　　　　　图 3-5　细菌试管接种法示意图

（三）液体培养基接种法

【实验材料】

1. 无菌肉汤液体培养基每人 2 管。

2. 大肠杆菌菌液 1 管。

3. 酒精灯、接种环。

【操作步骤】

1. 左手握含菌之甲管与液体培养基之乙管下端，管口平齐，甲管在外，乙管在内，右手持接种环并以无名指与小指夹住甲管之棉塞，小指与手掌夹住乙管之棉塞，在火焰旁拔开，并将管口通过火焰。

2. 将烧灼过的接种环插入甲管，待冷后，取菌液一环，立即移入乙管，在接近液面的管壁上轻轻研磨，然后将试管稍倾斜，并蘸取少许肉汤调和，使菌混合于肉汤中（图 3-5b）。

3. 管口通过火焰，塞上棉塞。接种环须烧灼灭菌后方可放下。

（四）半固体培养基接种法

【实验材料】

1. 无菌肉汤琼脂半固体培养基每人 2 支。

2. 大肠杆菌、金黄色葡萄球菌培养物各 1 管。

3. 酒精灯、接种环。

【操作步骤】

1. 用上法握好含菌之甲管及半固体培养基之乙管。

2. 将烧灼过的接种针插入甲管，待冷后，蘸取菌液，立即移入乙管垂直刺入半固体培养基的中心至近管底处，但不可直刺到管底，然后循原路退出（图 3-5c）。

3. 管口通过火焰，塞上棉塞。接种针须烧灼灭菌后方可放下。

用上述四种方法接种完毕，均需写好标签（接种菌名、接种者姓名及班组、日期），置于 37℃ 温箱培养，24 小时后观察结果。

三、细菌的培养技术

（一）一般培养法

一般培养法又称需氧培养法，将已接种好的平板、斜面、液体培养基，置于 37℃ 温箱中培养 18~24 小时，一般细菌即可于培养基上生长。但菌量很少或难于生长的细菌需培养 3~7 天甚至 1 个月才能生长。

（二）二氧化碳培养法

二氧化碳培养法是将某些细菌，如脑膜炎球菌、布氏杆菌，于增加 CO_2 环境中进行培养的方法。产生 CO_2 的方法有多种，常用的有烛缸法和化学法。

1. 烛缸法　将已接种细菌（或标本）的血平板，置于容量 2000ml 的磨口标本缸或干燥器内。缸盖及缸口涂以凡士林，放入小段点燃的蜡烛于缸内（勿靠近缸壁，以免烤热缸壁而炸裂），盖密缸盖。缸内燃烛于 0.5~1 分钟因 O_2 减少而自行熄灭，此时容器内含 CO_2 5%~10%。最后连同容器一并置于 37℃温箱中培养。

2. 化学法（碳酸氢钠盐酸法）　按每升容积加入碳酸氢钠 0.4g 与浓盐酸 0.35ml 的比例，分别将两者置于容器（平皿）内，连同容器置于标本缸或干燥器内盖紧缸盖后倾斜容器，使盐酸与碳酸氢钠接触生成 CO_2。

（三）厌氧培养法

培养厌氧菌时，须将培养环境或培养基中的 O_2 除去，或将氧化型物质还原，以降低其氧化还原电势，厌氧菌才能生长。

1. 疱肉培养基法　此种培养基中的肉渣含有不饱和脂肪酸及麸氨基硫，能吸收培养基中的 O_2，使氧化还原电势下降，同时在液面覆盖一层无菌凡士林，以隔绝空气中的游离氧继续进入培养基，形成更为良好的厌氧条件，故适于培养厌氧菌，并可借凡士林上移与否，指示该菌能否产气。

2. 碱性焦性没食子酸法　焦性没食子酸的碱性溶液，能迅速吸收 O_2，生成深棕色的焦性没食子橙，造成适合厌氧菌生长的环境。其方法是将厌氧菌划线接种于血琼脂平板，取无菌方形玻板一块，中央置焦性没食子酸 1.0g，覆盖一小片纱布（中间夹薄层脱脂棉花），在其上滴加 10% NaOH 1.0ml，迅速取去平板盖，将平板倒置于玻板上，周围以熔化石蜡或胶泥密封。将玻板连同平板放入 37℃温箱内培养，24~48 小时后取出观察。

3. 厌氧生物袋法　厌氧生物袋是一种特制不透气的塑料袋，袋中放有气体发生小管、催化剂小管（内放钯粒）和氧化还原指示剂小管（美蓝）。将接种好的平板放入袋中，排出袋中气体，卷叠好袋口，用弹簧夹夹紧，然后折断气体发生小管中安瓿，使发生反应产生 CO_2、H_2 等，在催化剂钯的作用下，$H_2 + O_2$（袋中剩余）$\rightarrow H_2O$，这更保证了无氧环境，经约半小时再折断指示剂管中的美蓝液安瓿（美蓝在无氧环境中无色，在有氧环境中变成蓝色），如指示剂不变蓝，表示袋内已成无氧环境，此时即可放入 37℃温箱培养。

4. 厌氧培养箱法　将需厌氧培养的培养物置厌氧培养箱内进行培养（本法具体操作要求在实验时由带教老师讲解）。

四、细菌的生长情况观察

（一）液体培养基中生长情况观察

大多数细菌接种于液体培养基中后，使澄清的培养液呈现均匀混浊；有的细菌沉淀于管底呈沉淀生长，但培养液并不混浊（如炭疽杆菌及链球菌）；也有的细菌生长在液面呈菌膜状（即表面生长），培养液仍较澄清（如枯草杆菌）。这些现象均有助于细菌的鉴别。细菌接种于其他特殊的液体培养基（如蛋白胨水、各种单糖发酵管等），还可观察其生化反应。

（二）半固体培养基中生长情况观察

半固体培养基琼脂含量少，黏度低，细菌在其中仍可自由游动。用接种针将细菌穿刺接种于半固体培养基中，如该菌有鞭毛，能运动，则细菌由穿刺线向四周游动弥散，培养后沿穿刺线呈羽毛状或云雾状混浊生长，穿刺线模糊不清。如细菌无鞭毛，不能运动，则沿穿刺线呈明显的线形生长，周围培养基仍然透明澄清。故半固体培养基可用来检查细菌的动力。

（三）琼脂平板中生长情况观察

观察细菌的菌落，应注意其大小（直径 2～3mm 为中等大小）、形状（圆形或不规则）、颜色、表面（光滑或粗糙）、边缘（完整、齿状或花边状，或不规则）、湿度（湿润或干燥）、透明度（透明、不透明或半透明）、凸起度（凸起、平凸、凹下）、黏稠度（黏液状或不黏）、溶血性（菌落周围有无溶血环，是完全溶血环，还是部分溶血环）等。

实验 22 细菌生化鉴定法

各种细菌所具有的酶系统各不相同，对营养物质的利用能力各异，因而在代谢过程中所产生的合成或分解产物也不同。应用生物化学方法检测细菌的代谢产物，有助于细菌种、属鉴定。这种利用生化方法来鉴别细菌的实验，统称为细菌的生化实验或生化反应，是鉴别细菌的重要方法之一。要求熟悉常用生化实验原理，掌握其方法、结果判定及其意义。

一、单糖发酵试验

各种细菌因含有不同的分解糖（醇、苷）类的酶，所以分解糖类的能力各不相同，而且分解相应糖类后形成的终末产物亦随细菌种类而异，有的产酸，有的还可产生气体，借此可作为鉴别细菌的依据，对肠道杆菌的鉴别尤为常用。

【实验材料】

1. 菌种 大肠埃希菌、伤寒沙门菌斜面培养物。

2. 培养基 葡萄糖、乳糖发酵管。

【操作步骤】

将上述两种细菌分别接种于葡萄糖及乳糖发酵管各 1 支，置 37℃培养 18～24 小时后观察结果。

【实验结果】

观察结果时，首先确定细菌是否生长，细菌生长则培养基呈混浊，再确定细菌对糖类分解情况，如发酵糖类产酸，则培养基中指示剂（溴甲酚紫）变为黄色，可用"＋"

号表示。如发酵糖类后产酸又产气时，则培养基除变黄色外，在倒置小管中有气泡出现，可用"＋"表示。如细菌不分解糖时，则指示剂不变色，倒置小管无气泡，以"－"表示之（表3－1）。

表3－1　单糖发酵试验结果

	葡萄糖	乳糖
大肠埃希菌	＋	＋
伤寒沙门菌	＋	－

二、IMVC 试验

该试验是将吲哚试验（Ｉ）、甲基红试验（Ｍ）、VP 试验（Ｖ）、枸橼酸盐利用试验（Ｃ）组成一个系统，主要用于鉴别肠杆菌各个菌属，较常用于大肠埃希菌和产气肠杆菌的区别。

（一）吲哚试验（靛基质试验）

有些细菌具有色氨酸酶，能分解蛋白胨中的色氨酸产生吲哚。吲哚无色，不能直接观察，加入吲哚试剂（对二甲基氨基苯甲醛），与之作用生成玫瑰吲哚而呈红色。

【实验材料】

1. 菌种　大肠埃希菌、产气肠杆菌斜面培养物。

2. 培养基　蛋白胨水培养基。

3. 试剂　吲哚试剂。

【操作步骤】

1. 将上述两种细菌分别接种于蛋白胨水培养基中，置37℃培养 18～24 小时。

2. 取出培养物沿试管壁徐徐加入吲哚试剂 0.5ml（2～3 滴），使试剂浮于培养物表面，形成两层，即刻观察结果。

【实验结果】

两液面交界外呈现红色为阳性，无变化者为阴性。

（二）甲基红（MR）试验

有些细菌和大肠埃希菌分解葡萄糖产生丙酮酸后，可继续分解丙酮酸产生乳酸、甲酸、乙酸等，由于产生大量有机酸，使培养基 pH 值降至 5.4 以下，加入甲基红指示剂即显红色；而有些细菌如产气肠杆菌则分解葡萄糖产酸量少，或产生的酸进一步转化为其他物质如醇、酮、醛等，则培养基的 pH 值仍在 5.4 以上，加入甲基红指示剂呈黄色。

【实验材料】

1. 菌种　大肠埃希菌、产气肠杆菌斜面培养物。

2. 培养基　葡萄糖蛋白胨水培养基。

3. 试剂　甲基红试剂（pH 值感应界为 4.4～6.0，色调变更由红→黄）。

【操作步骤】

将两种细菌分别接种于上述培养基中，置37℃培养18~24小时后，各取2ml培养液，加入甲基红试剂2滴轻摇后观察。

【实验结果】

出现红色反应为阳性，黄色为阴性。

（三）伏普［VP（Voges – Proskauer）］试验

某些细菌如产气肠杆菌具有丙酮酸脱羧酶，可使分解葡萄糖后产生的丙酮酸脱羧生成中性的乙酰甲基甲醇，后者在碱性条件下，可被空气中的O_2氧化成二乙酰，二乙酰可与培养基中含胍基的物质起作用，生成红色化合物。

【实验材料】

1. 菌种 大肠埃希菌、产气肠杆菌斜面培养物。

2. 培养基 葡萄糖蛋白胨水培养基。

3. 试剂 VP试剂（6%α–萘酚酒精溶液，40%氢氧化钾溶液）。

【操作步骤】

将细菌分别接种于上述培养基中，置37℃培养24~48小时后，分别取2ml培养物，加入6%α–萘酚酒精溶液1ml，再加入40%氢氧化钾溶液0.4ml，充分振荡，室温下静置5~30分钟后观察结果。

【实验结果】

呈红色反应为阳性，如无红色出现，而且置37℃4小时仍无红色反应者为阴性。

本试验常与甲基红试验一起使用。结果：本试验阳性，甲基红试验阴性，反之亦然。

（四）枸橼酸盐（citrate）利用试验

枸橼酸盐培养基不含任何糖类，枸橼酸盐为唯一碳源、磷酸二氢铵为唯一氮源。当有的细菌（如产气肠杆菌）能利用铵盐作为唯一氮源，并能同时利用枸橼酸盐作为唯一碳源时，便可在此培养基上生长，分解枸橼酸钠，使培养基变碱，培养基中的溴麝香草酚蓝指示剂则使培养基由绿色变为深蓝色。

【实验材料】

1. 菌种 大肠埃希菌、产气肠杆菌斜面培养物。

2. 培养基 枸橼酸盐培养基。

【操作步骤】

将细菌分别接种于上述培养基斜面上，于37℃培养1~4天，每天观察结果。

【实验结果】

培养基斜面上有细菌生长，而且培养基变蓝色为阳性；无细菌生长，培养基颜色不变保持绿色为阴性。

IMVC试验结果：大肠埃希菌为＋＋－－，产气肠杆菌为－－＋＋。

三、硫化氢试验

有的细菌能分解培养基中含硫氨基酸（如胱氨酸、半胱氨酸），生成硫化氢，硫化氢遇铅或铁离子可形成黑色的硫化铅或硫化亚铁沉淀物。这在肠杆菌科的细菌鉴别中有重要意义。

【实验材料】

1. 菌种 大肠埃希菌、普通变形杆菌斜面培养物。

2. 培养基 醋酸铅或克氏铁琼脂培养基。

【操作步骤】

将细菌分别接种于上述培养基中，于37℃培养1~2天后，观察结果。

【实验结果】

醋酸铅培养基出现黑色沉淀为阳性，不变色为阴性。克氏铁琼脂在底层和斜面交界处出现黑色沉淀者为阳性，不变色为阴性（普通变形杆菌为阳性，大肠埃希菌为阴性）。

四、脲酶试验

某些细菌产生脲酶，能分解尿素产氨，使培养基变成碱性，培养基中酚红指示剂随之变成红色。本试验主要用于肠杆菌的鉴定。

【实验材料】

1. 菌种 大肠埃希菌、普通变形杆菌斜面培养物。

2. 培养基 尿素培养基。

【操作步骤】

将细菌分别接种于上述培养基中，于37℃培养18~24小时后，观察结果。

【实验结果】

培养基变红色者为阳性，不变色者为阴性。

普通变形杆菌为阳性，大肠埃希菌为阴性。

实验 23   真菌形态和培养性状观察

【实验材料】

1. 菌种：酵母菌、白假丝酵母菌、青霉菌沙氏琼脂斜面培养物。

2. 生物光学显微镜。

一、观察真菌菌落

观察酵母菌（*yeast*）、白假丝酵母菌（*Candida albicans*）和青霉菌（*Penicillium*）在沙氏（Sabourand）斜面培养基上形成的不同菌落，区别酵母型、酵母样和丝状菌落的不同。

1. 酵母型菌落（yeast type colony） 酵母菌等单细胞真菌在培养基表面生长形成的表面凸起、光滑、细腻、呈蜡样的圆形菌落，类似细菌菌落但大许多。

2. 酵母样菌落（yeast-like type colony） 如白色念珠菌的菌落，表面类似酵母型菌落，但其出芽繁殖时，芽管延长又未与母细胞脱离并向下伸入培养基内生长，形成假菌丝（pseudohypha）。

3. 丝状菌落（filamentous colony） 由真菌（mold）形成。孢子（spore）和气生菌丝（aerial hypha）在培养基表面呈棉絮状、绒毛状、粉末状等，因真菌种类不同而呈现不同的颜色；营养菌丝（vegetative hypha）向下生长植入培养基内，并且与气生菌丝呈现不同颜色。

二、真菌标本片的制作及镜下形态观察

将青霉菌的钢圈培养玻片置于显微镜下，先用低倍镜找到视野，可看到细长的菌丝和成串的圆形孢子，然后换高倍镜观察。

注意：钢圈内为活的未染色的真菌，观察时应降低聚光器，使光线变暗。

【实验材料】

1. 标本：①甲屑、皮屑或毛发等固体标本；②脓液、脑脊液等液体标本。

2. 封固剂：10% NaOH 或 KOH、生理盐水。

3. 载玻片、盖玻片、小镊子、酒精灯等。

【操作步骤】

1. 标本制作 以镊子夹取少量固体标本于载玻片上，滴加 1 滴封固液，上覆盖玻片，将载玻片放在火焰上方微加热，使组织或角质溶解，但切勿过热以免产生气泡或烤干。也可将盖片稍加按压，使溶解的组织分散并使其透明，吸去周围溢液避免污染盖玻片。

2. 不染色标本的检查 先用低倍镜检查有无真菌的菌丝或孢子，再以高倍镜检查其菌丝和孢子的特征。

注意：镜检时需将光线调暗（降低集光器或调暗灯光）使物像清晰。

3. 乳酸酚棉蓝染色法（lactophenol cotton blue stain） 取洁净玻片 1 块，滴加 1 滴乳酸酚棉蓝染液，将皮屑标本放于染色液中，加上盖玻片（加热或不加热）后镜检。

【实验结果】

1. 不染色标本 在低倍镜下菌丝呈折光性较强、绿色纤维分枝丝状体；高倍镜下，菌丝呈分隔或呈节孢子，有时菌丝末端有较粗短的关节孢子。

2. 染色标本 可见真菌孢子呈深蓝色的规则球形或椭圆形，菌丝长杆状染成蓝色，见书后所附彩图。

【思考与讨论】

1. 看到的真菌的镜下形态有何特点？

2. 酵母型菌落和酵母样菌落有何区别？假菌丝与致病性有何关系？

3. 真菌可引起哪些感染？如何快速诊断真菌感染？

实验 24　病毒的形态观察

本实验要求掌握包涵体的概念和检查方法。

【实验材料】

标本片　犬脑 HE 染色标本片（观察狂犬病毒包涵体）。

【形态观察】

光学显微镜观察包涵体　先用低倍镜找到犬脑 HE 染色标本片视野，然后换高倍镜或油镜观察。细胞的胞浆呈淡红色，细胞核呈紫红色网状。包涵体位于胞浆，为深红色圆形致密斑块结构。

【自学内容】

1. 包涵体标本的制作与染色方法　包涵体是病毒或衣原体在感染细胞内形成的特殊染色斑块，由病毒或衣原体颗粒组成。根据病毒复制位置的不同，不同病毒可在感染细胞的不同位置形成包涵体，具有鉴别意义。如狂犬病毒包涵体（内基小体）位于胞浆，嗜酸性；腺病毒包涵体位于核内和胞浆内，嗜碱性。包涵体的形状有紧贴在细胞核上呈帽状包涵体；或呈长梭形或椭圆形的桑椹型；或填满细胞浆呈填塞型，将细胞核挤压变形。

2. 病毒负染标本的制备和染色方法

（1）标本制备　取血清标本 0.2～1ml，加等量蒸馏水稀释，15000rpm 离心后弃上清，重新悬浮沉淀物。粪便标本制成 1% 悬液，3000rpm 离心 15～30 分钟后弃沉淀，取上清，15000rpm 离心 30～60 分钟后取沉淀物负染。

（2）PTA（磷钨酸）染色　将处理后的标本滴在涂有载膜（炭、聚乙烯醇缩甲醛）的铜网上（下面垫滤纸吸去多余液体），滴加 20g/L（双蒸水配制）磷钨酸染料。干燥后即可用电镜观察。

实验 25　病毒的分离培养

病毒具有严格细胞内寄生性，必须提供活的机体或组织、细胞才能使其增殖。常用的培养方法有动物接种、鸡胚培养及组织细胞培养等。

本实验要求熟悉严格细胞内寄生的特性及实验室常用的病毒培养方法，了解单层细胞的制备、鸡胚接种及动物接种等病毒培养技术。

一、病毒的动物接种法

最常用的实验动物是初生 1～3 天或 3 周龄的小白鼠，按病毒侵袭部位的不同选择适宜的接种途径，接种后经一定的潜伏期，动物发病或死亡即行解剖。根据动物的症状、器官病理改变及感染器官组织悬液能在同种动物连续传代，并排除其他微生物污染的可能性，即可证明有病毒增殖。下面以乙型脑炎病毒接种小白鼠颅内为例。

【实验材料】

1. 乙型脑炎病毒悬液。

2. 3 周龄小白鼠。

3. 无菌 0.25ml 注射器及 26 号针头。

【操作步骤】

1. 左手拇指及食指夹住小白鼠颈部皮肤，在小白鼠眼耳之间用碘酒、酒精消毒。

2. 右手持注射器在消毒部位垂直刺入（其深度为针头的 1/3），注入 0.03ml 乙型脑炎病毒悬液。操作时桌面平铺浸有石炭酸的抹布，以免污染桌面。

3. 接种后每天观察 2 次，注意动物的症状。通常感染 3～4 天小白鼠表现出耸毛、活动减少或增强，并出现不正常的行为，如震颤、绕圈、蜷曲、尾垂直或麻痹等症状。可做旋转试验：手提尾部倒悬，先向一方向旋转，再向另一方向旋转，然后放下，如小白鼠已发病，则有旋转或抽搐现象，即行解剖，取脑组织传代及病毒鉴定。

二、病毒的鸡胚接种法

（一）鸡胚的孵育及检查

【实验材料】

1. 新鲜受精鸡卵（10 天内）。

2. 75% 酒精、棉球、检卵灯、38℃～39℃温箱等。

【操作步骤】

1. 取新鲜受精鸡卵用 75% 酒精及棉球擦净卵壳，置 38℃～39℃温箱中孵育（卵要横放），相对湿度保持在 45%～60%。

2. 孵育第 4 天起，每日翻卵 1～2 次。

3. 检卵：孵育第 4 天将卵置检卵灯上观察，挑出未受精卵（只见模糊的卵黄黑影，不见鸡胚形迹），继续孵育活胚（可见鸡胚暗影和清晰的血管）。以后每日观察 1 次，并随时淘汰将死或已死的鸡胚（胚动呆滞或无，血管昏暗模糊）。

4. 接种前再检卵，确定鸡胚死活，并画出气室及鸡胚部位。

（二）病毒的接种途径

不同病毒采用不同的接种途径。

【实验材料】

1. 适龄鸡胚。

2. 待检材料。

3. 碘酒、酒精、灭菌的液状石蜡、无菌蛋清及玻璃纸、无菌棉签及注射器。

4. 镊子、锥子、检卵灯、卵架、胶布等。

【操作步骤】

1. 绒毛尿囊膜接种法 适用于天花、牛痘、疱疹病毒等的培养。①取孵育 10～12

日的鸡胚，在检卵灯下标记气室。将胚卵竖置卵架上，气室端朝上，用碘酒、酒精消毒气室部位卵壳。②用灭菌锥子在气室部击破卵壳，用灭菌镊子除去卵壳内膜（注意勿损伤绒毛尿囊膜）。③用注射器针头向绒毛尿囊膜上滴2~3滴被检材料（图3-6）。④以沾有无菌蛋清之玻璃纸封闭开口处。

2. 尿囊腔接种法　适用于正黏病毒、副黏病毒、新城鸡瘟病毒等的培养。①取孵育9~12日鸡胚，在检卵灯照视下标记气室和鸡胚位置，于气室线稍上方（鸡胚侧），以铅笔画一小点作为接种入口处的标记。②将胚卵竖置卵架上，气室端朝下，用碘酒、酒精消毒接种处卵壳，用灭菌锥子在铅笔标记处钻一小孔。③针头由小孔刺入3~4mm深，注入被检材料0.1~0.2ml（图3-7）。④用胶布封闭小孔。

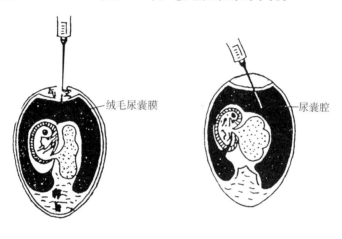

图3-6　绒毛尿囊膜接种　　　　图3-7　尿囊腔接种
（10~12日龄鸡胚）　　　　　　（9~12日龄鸡胚）

3. 羊膜腔接种法　适用于正黏病毒、副黏病毒及流行性腮腺炎病毒的初代分离培养。①取孵育12~14日的鸡胚，竖置卵架上，气室端朝上，用碘酒、酒精消毒气室部。②用灭菌锥子在气室部击破卵壳，然后用灭菌镊子揭去卵壳（1~2cm²），用无菌棉签蘸取灭菌液状石蜡轻涂于气室端的内层壳膜上，壳膜立即变为透明，可以看到鸡胚。③在检卵灯照视下将针头刺入（避开大血管）鸡胚颈部前空隙中，注入被检材料0.05~0.1ml（图3-8）。④以沾有无菌蛋清的玻璃纸封口。

4. 卵黄囊接种法　适用于脑炎病毒（亦用于立克次体、沙眼衣原体）的培养。①取5~8日鸡胚，在检卵灯照视下，标明气室及鸡胚位置。②将胚卵竖置卵架上，用碘酒、酒精消毒气室，然后用灭菌锥子在气室中央钻一小孔。③将针头于鸡胚对侧垂直刺入约3cm深，注入被检材料0.2~0.5ml（图3-9）。④用胶布封闭小孔。

（三）培养及观察

接种病毒后，将鸡胚放入35℃~36℃温箱孵育，每日取出用检卵灯观察鸡胚死活，一般在接种后24小时内死亡者为机械损伤致死，应弃之。孵育2~7日后进行剖检或收获。

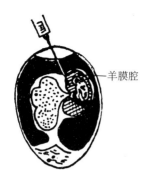
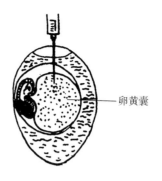

图 3-8 羊膜腔接种 图 3-9 卵黄囊接种
（12～14 日龄鸡胚） （5～8 日龄鸡胚）

（四）病毒的收获

【实验材料】

无菌毛细吸管及试管，其他材料同病毒的接种。

【操作步骤】

1. 将鸡胚放 4℃冰箱过夜（使血液凝固，以免病毒吸附于红细胞上）。

2. 将鸡胚竖置卵架上，气室朝上，用碘酒、酒精消毒气室部卵壳。

3. 用无菌镊子除去胶布（或玻璃纸）及气室端卵壳，并防止卵壳碎屑落在膜上，最后揭开内层壳膜。

4. 根据接种途径收获相应材料：

（1）尿囊液及羊水 ①用无菌毛细吸管插入尿囊腔内轻轻吸取尿囊液（避免伤及血管），注入无菌试管内。②用另一支无菌毛细吸管插入羊膜腔内（可用无菌小镊子提起羊膜），吸取羊水注入另一无菌试管。鸡胚煮沸处理。③获得的尿囊液及羊水，取一部分做无菌试验，一部分做血细胞凝集试验，其余保存于冰箱内，做继续传代或鉴定等试验用。

（2）绒毛尿囊膜 ①以无菌镊子轻轻夹起绒毛尿囊膜，用无菌剪刀将整个绒毛尿囊膜剪下，放在加有无菌生理盐水的平皿内。②观察痘斑痕迹或供切片检查。③制备抗原，继续传代用。

（3）卵黄囊 ①用无菌镊子夹起鸡胚，撕断囊黄带，夹出卵黄囊，放入无菌平皿内。②必要时用生理盐水洗涤，供做切片或涂片用。

三、病毒的组织培养法

组织培养法是目前培养病毒应用最广的方法，经济适用，结果正确敏感，较实验动物易控制和管理。组织培养法是用离体的活组织或细胞来培养病毒，组织来源多种多样，如各种动物组织、鸡胚组织、人胚羊膜组织或人胚组织等。实验室常用的细胞有原代细胞，如鸡胚单层细胞、人胚肾及猴肾细胞；传代细胞，如 Hela 细胞及二倍体细胞等。

（一）原代细胞培养法

人胚肾单层细胞培养法

【实验材料】

1. 无菌平皿，锥形瓶、中试管、毛细吸管；1ml 及 10ml 吸管、橡皮乳头等。

2. 无菌中号镊子、剪刀、眼科镊子等解剖器材。

3. 0.25% 胰蛋白酶溶液（pH 7.8）、Hanks 溶液；0.5% 水解乳蛋白溶液/灭活小牛血清（细胞生长液）、5.6% 碳酸氢钠及双抗生素液（每毫升含青霉素 1 万 U、链霉素 1 万 μg）。

【操作步骤】

1. 将 3~6 个月的引产健康胎儿（药物引产者不宜使用）俯卧于无菌的搪瓷盘中，用碘酒、酒精消毒腰部皮肤。

2. 以无菌剪刀从两侧季肋处沿脊柱剪开皮肤、肌肉，用无齿镊子取出肾脏，放入无菌平皿中。

3. 用眼科镊子剥去肾包膜，用小剪刀剪下肾脏皮质，剪成 1~1.5mm^3 的小块，用含 2% 双抗生素液的 Hanks 液洗涤数次，至溶液清澈透明为止。将皮质小块移入锥形瓶中。

4. 加入 0.25% 的胰蛋白酶 25~30ml，放 4℃ 冰箱过夜，进行冷消化（或 37℃ 消化 30~60 分钟）。

5. 次日取出（冷消化），吸出胰蛋白酶液，用含 2% 双抗生素液的 Hanks 液洗涤一次。

6. 加入生长液（含 2% 双抗生素液）20~30ml，用毛细吸管反复吹打，使细胞分散。待大组织块自然沉淀（或用双层纱布过滤），吸出上层细胞悬液置另一瓶中。

7. 细胞计数：吸出 0.5ml 细胞悬液，加入 0.1% 结晶紫枸橼酸溶液 1ml，置室温中染色 3~5 分钟，用吸管取上述悬液，滴入血细胞计数盘内，按白细胞计数法数 4 个大格内的细胞数（完整的细胞），按下列公式计算出每毫升的细胞数。

$$每毫升细胞数 = \frac{4 \, 大格完整细胞总数}{4} \times 10000 \times 稀释倍数$$

8. 细胞分装及培养：用生长液（5.6% 碳酸氢钠调整 pH 值至 7.6）将细胞稀释成每毫升含 30 万~40 万个细胞，分装于中试管内，每管 1ml，塞上胶塞。将中试管斜置于有槽的盘内，置 37℃ 温箱内静止培养。一般于次日可见细胞贴于管壁，第 3 天换一次生长液，经 5~7 日细胞即可长成单层，可供使用。正常人胚肾单层细胞为多边形的上皮细胞及梭形的成纤维细胞，排列整齐，铺满管壁。

鸡胚成纤维细胞单层培养法

【实验材料】

9～10 日龄鸡胚，其他材料同前。

【操作步骤】

1. 将胚卵直立于卵架上，用碘酒、酒精消毒气室外壳，用灭菌镊子除去气室端卵壳。用另一无菌镊子将鸡胚取出，放入无菌平皿内，去头、爪及内脏。

2. 用小剪刀在平皿内将鸡胚剪成小块（4～5mm），加 Hanks 液约 10ml 冲洗，静置1～2 分钟，用毛细吸管吸去液体。依同法再洗涤 2 次，将血细胞充分洗涤。

3. 用镊子将组织块放入无菌玻璃瓶或锥形瓶中，注入 10～15ml 0.125% 胰蛋白酶，置 37℃ 水浴中作用 20 分钟，中间摇动几次。然后经四层纱过滤，滤液低速离心（1000rpm）5 分钟，吸去上清液，沉淀物加入适量生长液，按前法计算，配成每毫升含50 万～80 万个细胞的悬液，分装于试管中，塞上胶塞。

4. 将试管斜置于 37℃ 温箱中，一般于 4 小时后细胞即可贴壁，48～72 小时即可长成单层细胞。

（二）传代细胞培养法

Hela 细胞（人宫颈癌细胞）培养

【实验材料】

1. 单层 Hela 细胞培养瓶。

2. 0.02% 乙二胺四乙酸二钠溶液（EDTA），细胞生长液。

3. 弯头毛细吸管、方瓶（均灭菌）等。

【操作步骤】

取已形成单层的 Hela 细胞培养瓶，倾去瓶内生长液。

1. 加入已在 37℃ 预温的 0.02% EDTA 1ml 覆盖细胞上，平放 37℃ 温箱或室温中消化 10～20 分钟，弃去 EDTA。

2. 加入细胞生长液 2ml，用弯头毛细吸管反复吹打试管的细胞附贴面，使细胞脱离分散，再按 1 瓶传 2～4 瓶的比例分装，每瓶再加生长液至 10ml。平放 37℃ 温箱静止培养，一般 1～3 日即可长成单层细胞。

病毒接种法及细胞病变观察

【实验材料】

1. 人胚肾细胞或 Hela 细胞。

2. 腺病毒悬液。

3. 细胞生长维持液，除小牛血清减为 5% 外，其余同生长液。

【操作步骤】

1. 取已生长好的人胚肾单层细胞培养管两管，倒去生长液，并用 Hanks 液洗涤

1 次。

2. 取一管细胞接种腺病毒悬液 0.1ml，使其与细胞接触，在 37℃吸附 1~2 小时，另一管不接种病毒作为对照。

3. 每管各加入细胞生长维持液 1ml。

4. 置 37℃培养，逐日观察细胞病变情况，可见病变细胞肿大、变圆、融合，细胞聚集成葡萄串状，或有部分脱落。

附：细胞培养液常用试剂的配制

1. 平衡盐溶液

（1）Hanks 液配制

①甲液（20×）

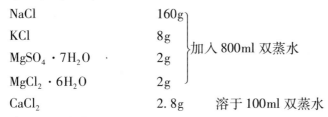

NaCl	160g	
KCl	8g	加入 800ml 双蒸水
$MgSO_4 \cdot 7H_2O$	2g	
$MgCl_2 \cdot 6H_2O$	2g	
$CaCl_2$	2.8g	溶于 100ml 双蒸水

待上两液全溶后，将其混合，再用双蒸水补至 1000ml，加 2ml 氯仿作防腐剂，4℃冰箱保存。

②乙液（20×）

$Na_2HPO_4 \cdot 12H_2O$	3.08g	
KH_2PO_4	1.20g	加入 800ml 双蒸水
葡萄糖	20.00g	
0.4%酚红	100ml	

待上各化学物全溶后，加双蒸水补至 1000ml，加 2ml 氯仿作防腐剂，4℃冰箱保存。

③应用液

甲液	1 份
乙液	1 份
双蒸水	18 份

分装在盐水瓶中，塞好瓶塞做好标记以 67.6kPa 115.6℃ 15 分钟高压灭菌，溶液保存 4℃冰箱，可使用 1 个月。临用前，用 5.6%$NaHCO_3$液调整 pH 值。

（2）0.4%酚红　取 0.4g 酚红放研钵中，分几次加入 0.1N NaOH，边加边研磨，研至所有颗粒完全溶解为止，所加 0.1N NaOH 总量应为 11.28ml。将已溶的酚红溶液倒入 100ml 量筒中，用三蒸水洗研钵数次，洗液均收入量筒内，最后加三蒸水至 100ml 即成。

2. 细胞培养常用试剂

（1）5%台盼蓝（锥蓝，Trypan blue）　取台盼蓝 0.5g，加 pH 7.3 的磷酸缓冲液 100ml 溶解后，滤纸过滤，室温保存。

（2）1%胰蛋白酶 称取1g胰蛋白酶，以Hanks无钙镁液配成1%的浓度，于37℃水浴中置20分钟左右，待其完全溶解后，以除菌滤器除菌，经无菌试验证明无菌后，分装小瓶内置低温（-20℃）冰箱保存。

（3）0.02% EDTA EDTA 0.05g、NaCl 2.00g、KCl 0.05g、Na_2HPO_4 0.29g、KH_2PO_4 0.05g加入三蒸水250ml，待溶解后，分装于小瓶内，69kPa 20分钟加压蒸汽灭菌，置-20℃冰盒内保存备用。

（4）5.6% $NaHCO_3$液 称取适量$NaHCO_3$，用三蒸水配成5.6%的溶液，滤过除菌，4℃冰箱保存备用。

（5）谷氨酰胺溶液 谷氨酰胺0.6g加三蒸水20ml，滤过除菌后分装于小瓶内，置-20℃冰盒内保存备用。

（6）双抗溶液 取青霉素100万U/瓶、链霉素100万μg/瓶，无菌操作溶于40ml无菌三蒸水中，分装于小瓶中，置低温保存。应用时，于99ml细胞培养液中加入1ml双抗，即成为含青霉素250U及链霉素250μg的双抗溶液。

3. 常用培养基

（1）199液 称取199粉末（日本进口分装）10.5g，加三蒸水1000ml，溶解后用G6滤器滤过除菌，检查无菌生长后放4℃冰箱备用。

（2）1640液 称取1640粉末（美国GIBCO）10.5g，加三蒸水1000ml，若溶解不良可通入少量CO_2促溶，待溶解后用G6滤器滤过除菌，检查无菌生长后放4℃冰箱备用。

（3）0.5%乳蛋白水解物 取适量的乳蛋白水解物，以Hanks液配制成0.5%的浓度，以55kPa高压15分钟灭菌，放4℃冰箱备用。

（4）生长液与维持液 各培养基的使用液，每100ml中含配制好的谷氨酰胺1ml、5.6% $NaHCO_3$ 2ml、双抗1ml和血清。生长液血清最终浓度为5%～20%，通常多用10%；维持液血清量仅2%即可，有时也用无血清维持液。

第四章 综合性实验

综合性实验 1　环境、物体及人体体表的细菌培养及消毒灭菌

【教学内容】
1. 暗视野显微镜和口腔悬滴、压滴标本中的微生物观察。
2. 手指皮肤、口鼻黏膜和物品表面细菌的检查和消毒实验。
3. 空气中的细菌培养及紫外线杀菌实验。
4. 煮沸对微生物的影响。
5. 加压蒸汽灭菌法的灭菌效果检查。

【目的与要求】
证实环境、物体和人体表都存在微生物，树立无菌观念。

一、口腔内病原生物观察

【实验材料】
牙垢压滴或悬滴标本、显微镜等。

【形态观察】

1. 螺旋体（spirochetes）　观察牙垢压滴或悬滴标本，在黑色背景中可清楚地见到细长、闪烁光亮的螺旋体，运动活泼。

2. 齿龈内阿米巴（entamoeba gingivalis）

（1）滋养体活体牙垢压滴标本　用低倍镜找到牙垢剔出物，再换高倍镜观察。滋养体无色透明，呈不规则形。内、外质分明，活动频繁，可伸出多个伪足。内质色暗，内含许多颗粒，有细菌、淀粉粒、细胞等。

（2）滋养体染色片牙垢铁苏木素染色标本　油镜观察虫体直径为 $10 \sim 20 \mu m$，一般为 $20 \mu m$ 左右。虫体形状不规则，分内质和外质。外质无色透明，形成突起的伪足呈舌状或指状，一般为多个。内质色深，内含有食物泡和细胞核等结构。食物泡为大小不等的圆形或椭圆形，泡内为被吞噬的细菌、淀粉粒、白细胞，偶见红细胞。核 1 个，亦成泡状，核仁居中或偏心。

二、手指皮肤、黏膜和物品表面的细菌检查及消毒实验

【实验材料】
普通琼脂平板、75% 酒精棉球、2% 碘酒棉球、无菌生理盐水、无菌棉拭子。

【操作步骤】

每 2 人取一块普通琼脂平板，用蜡笔在平板底部的外面画"米"字将平板分为 8 个区（每人 4 个区），分别用蜡笔标明 1、2、3、4 区，按如下步骤进行：

1. 以食指直接按压在培养基 1 区表面；然后用 2% 碘酒和 70% 酒精擦拭后在 2 区按压。注意：既不要用力太重将琼脂压破，也不要太轻使手印未印上。

2. 用无菌棉拭子蘸无菌生理盐水，分别擦拭口腔或鼻腔黏膜，然后在 3 区表面涂抹。

3. 取硬币、纸张等物品在 4 区培养基表面轻轻按压。

4. 将培养皿盖好后翻转使其底朝上，置培养箱 37℃ 培养 24 小时。

【实验结果】

次日观察培养结果。

三、空气中的细菌培养及紫外线杀菌实验

【实验材料】

1. 普通肉汤琼脂平板。

2. 记号笔、恒温箱。

【操作步骤】

采用自然沉降法。每组取两只普通琼脂平板，打开盖（将皿底叠在皿盖上）使培养基暴露在空气中 30 分钟。1 只平皿直接盖好盖、倒扣；另 1 只平皿置紫外线灯下距离 1m 处照射 30 分钟后，关闭紫外线灯，取出平皿盖好盖、倒扣。两只平皿均置于 37℃ 温箱中培养 18~24 小时。

【实验结果】

次日取出培养物，观察是否有细菌生长及菌落形态。挑取菌落做涂片、革兰染色，观察其镜下形态。

四、煮沸对微生物的影响

【实验材料】

1. 菌种：大肠杆菌肉汤培养物、枯草杆菌肉汤培养物。

2. 肉汤培养基。

3. 温度计、100℃ 水浴箱等。

【操作步骤】

1. 用接种环将大肠杆菌接种于肉汤培养基管中，接种 2 管；同样，将枯草杆菌接种于另外 2 管肉汤培养基管中。

2. 取已接种有大肠杆菌、枯草杆菌的肉汤管各 1 管放入盛有热水之烧杯中，继续加热至沸点，维持 5 分钟取出，放冷水中冷却，并做好标记。另外 2 管接种有大肠杆菌、枯草杆菌的肉汤管，不加热作为对照。

3. 将各管置 37℃ 培养 18~24 小时，观察结果。

五、加压蒸汽灭菌法的灭菌效果检查

【实验材料】

1. 菌种：大肠杆菌肉汤培养物、枯草杆菌肉汤培养物。

2. 肉汤培养基。

3. 高压蒸汽灭菌器。

【操作步骤】

1. 用接种环将大肠杆菌接种于肉汤培养基中，接种 2 管；同样，将枯草杆菌接种于另外 2 管肉汤培养基管中。

2. 取已接种有大肠杆菌、枯草杆菌的肉汤管各 1 管放入空的小烧杯中，然后置高压灭菌器中，以 $1.05kg/cm^2$ 灭菌 20 分钟，取出后做好标记。另外 2 管接种有大肠杆菌、枯草杆菌的肉汤管，不灭菌作为对照。

3. 将各管均置 37℃ 培养 18～24 小时，观察结果。

【思考与讨论】

1. 被检各物品是否分离到细菌？实验结果所见的菌落和镜下形态有何特点？

2. 空气、皮肤、口腔中是否存在细菌？该实验结果对今后的医疗实践工作有何警示作用？医护人员在医疗工作中应如何防止病人发生医院内感染？

3. 紫外线杀菌的原理是什么？使用紫外线灯杀菌应注意哪些问题？

综合性实验 2　脓标本和咽拭子的细菌检查

【教学内容】

1. 化脓性感染常见细菌的形态观察。

2. 化脓性感染标本细菌检查的操作：①细菌的涂片染色、分离、培养和培养性状观察；②血浆凝固酶试验；③抗链球菌溶血素"O"试验；④Optochin 敏感试验。

3. 病例讨论。

4. 录像：细菌的分离培养、感染性临床标本的采集。

【目的与要求】

1. 了解采集脓标本时的注意事项和病原性球菌的鉴定程序。

2. 了解血浆凝固酶试验的操作方法及其在葡萄球菌致病性判定上的意义。

3. 了解抗链球菌溶血素"O"试验（抗"O"试验）的原理和临床应用。

4. 实验报告总结引起化脓性感染的常见细菌种类，区别不同化脓性球菌的培养特点、镜下特点及鉴定程序及结果。

【病例摘要】

病例 1　10 岁患儿，持续高热半月伴右上腹痛、厌食、畏寒、体重减轻、乏力。入院查体：T（体温）39.8℃，患儿面苍白呈贫血状，消瘦；心肺听诊未见异常；肝大并有触痛和叩击痛。右脚底有一局部脓肿。实验室检查：血常规 WBC（白细胞）12×10^9/L，NEU（中性粒细胞）0.9，核左移，有中毒颗粒。X 线和超声波检查可见肝区多个脓疡。诊断为肝脓疡。

问题：感染由何种病原体引起？通过何种途径引起？如需病原学诊断可采用哪些方法？

病例 2　5 岁患儿，高热，咽痛，伴膝关节游走性疼痛。查体：T 39.5℃，咽峡充血，表面有脓性分泌物，颌下及颈淋巴结肿大，右膝关节红肿，小腿内侧可见数个轮廓清楚的环形红斑。实验室检查：血常规 WBC 11×10^9/L，NEU 0.85，C 反应蛋白阳性。

问题：临床诊断为怀疑为咽峡炎伴风湿性关节炎。如何通过微生物学和免疫学实验证实该诊断？

病例 3　70 岁男性患者，醉酒后突起发热、咳嗽、痰多伴胸痛。有吸烟史五十余年，近年出现慢性支气管炎和慢性阻塞性肺气肿。查体：T 39.1℃，急性病容，呼吸急促，鼻翼扇动，唇绀，左肺呼吸音减低，有湿啰音。实验室检查：血常规 WBC 10.8×10^9/L，NEU 0.75，核左移。胸部 X 线检查显示左肺下叶大片均匀密度增高阴影。临床诊断为细菌性肺炎。

问题：该病例肺炎由何种病原体引起？如何通过微生物学检查明确病原学诊断？

一、脓标本和口/咽部细菌的分离培养

【实验材料】

1. 待检脓标本 1、2、3（对应病例 1 ~ 3 号）。

2. 血平板。

3. 接种环、灭菌器、记号笔、无菌棉拭子、革兰染液、玻片等。

【操作步骤】

1. 脓标本的涂片、革兰染色和显微镜检查　参见前文实验细菌涂片和革兰染色。

2. 脓标本的分离接种　分离培养方法参见前文实验细菌接种技术部分，可直接用脓拭子（或以灭菌后接种环挑取脓标本）涂在血平板的一侧边缘，再换接种环分区划线接种。

注意：4 名同学合作，3 人各接种 1 份脓标本，1 人以无菌棉拭子在咽部涂抹后同法接种。

3. 培养　将平皿底朝上倒置，37℃温箱培养 18 ~ 24 小时。

4. 观察结果　次日取出平皿，观察有无单个菌落及菌落的形态、大小、表面、边缘、颜色及溶血性，并涂片做革兰染色镜检。

二、脓标本的分离培养结果鉴定

仔细观察上次实验的分离培养结果，比较不同脓标本和口/咽部细菌的菌落特点和溶血特点，涂片革兰染色镜检，做出初步判断。

（一）血浆凝固酶试验（coagulase test）（玻片法）

【实验材料】

上次实验课的分离培养物、兔血浆、生理盐水、玻片、滴管等。

【操作步骤】

1. 标记　取洁净玻片一张，用蜡笔划线使其分成左右两区。

2. 加血浆　在玻片的左右区分别滴加1~2滴兔血浆和生理盐水（对照）。

3. 加细菌　接种环灭菌后，挑取分离培养中可疑葡萄球菌菌落分别在生理盐水和兔血浆内研磨混匀，并即刻观察结果。

4. 观察结果　阳性出现颗粒状凝块；阴性仍表现为均匀混浊。

注意：结果观察完毕及时将玻片放入消毒桶内。

（二）过氧化氢酶（触酶）试验（catalase test）

【实验材料】

上次实验课分离培养物、玻片、3% H_2O_2。

【操作步骤】

用接种环挑取葡萄球菌可疑菌落，置于洁净玻片上，滴加3% H_2O_2溶液1~2滴。

【实验结果】

阳性：于半分钟内产生大量气泡，为葡萄球菌。

阴性：不产生气泡为链球菌。

注意事项：触酶试验不宜用血琼脂平板上的菌落，因红细胞内含有触酶，会出现假阳性反应。此外，陈旧培养物可丢失触酶活性，而出现假阴性反应。因此每次做触酶试验一定要用阳性菌株和阴性菌株做对照。阳性对照可用金黄色葡萄球菌，阴性对照可用链球菌。

（三）抗链球菌溶血素"O"试验（antistreptolysin O test，ASO test）

乳胶凝集法（定性试验）

【实验原理】

ASO高滴度的病人血清被适量的溶血素"O"中和后，抗体量减少，多余的抗"O"抗体与吸附在乳胶颗粒上的溶血素"O"（ASO乳胶试剂）反应则会出现清晰、均匀的凝集颗粒。

【实验材料】

待检病人血清、ASO乳胶试剂（链球菌溶血素"O"与聚苯乙烯乳胶颗粒共价交联制成的乳胶抗原）、生理盐水、吸管、黑色反应板或玻片、牙签等。

【操作步骤】

1. 稀释血清　待检病人血清用生理盐水稀释成1∶50。

2. 加血清　取黑色反应板或玻片，划分3格，分别滴加待测血清、阳性及阴性对照血清各1滴（约50μl）。

3. 加溶血素　各孔分别滴加溶血素"O"1滴，用牙签搅动2分钟使其混匀。

4. 加乳胶溶血素　各孔分别滴加乳胶溶血素"O"试剂1滴，搅动约8分钟（在室温18℃~20℃的条件下进行。若室温升高10℃，反应时间缩短2分钟；反之则延长2

分钟）。

5. 目测观察结果 出现明显凝集者为阳性（＋），不凝集者为阴性（－）。

注意事项：①搅拌时牙签不能混用，以免造成误差。②所使用的滴管口径大小应一致，以保证滴液量一致。③严格掌握时间，当加入胶乳抗原后，轻搅至规定时间应立即记录结果，超时出现的凝集不判断为阳性。④溶血、高脂血症、高胆红素血症、高胆固醇血症、类风湿因子阳性及被细菌污染的标本都会影响实验结果。⑤乳胶试剂不可冻存，宜存放于4℃冰箱中，有效期为1年，用前应摇匀。

溶血抑制试管法（半定量试验）

【实验原理】

本方法为溶血素"O"与抗溶血素"O"（抗"O"抗体）的中和试验。将一定量的溶血素"O"加入到连续稀释的病人血清中，如血清中抗"O"抗体的含量高则可将溶血素"O"完全中和，再加入红细胞后不溶血；如血清中抗"O"抗体的含量低则无法将溶血素"O"全部中和，多余的溶血素"O"将加入的红细胞溶解，产生溶血反应。

【实验材料】

病人血清、溶血素"O"及还原片剂、1%兔红细胞或5%绵羊红细胞、生理盐水、试管、吸管等。

【操作步骤】

1. 取3支试管，分别标上1:10、1:100和1:500，在各管中分别加入4.5、9.0和8.0ml的生理盐水。首先在1:10管中加入病人血清0.5ml，用吸管充分吹打混匀，使其浓度为1:10；吸出1.0ml的混合血清加至1:100管中，吹打混匀后使其浓度为1:100；然后吸出2.0ml的混合血清加至1:500管中，吹打混匀后使其浓度为1:500。

2. 另取5支试管，吸取1:500的病人血清加入各管中，第1管0.5ml、第2管0.3ml、第3管0.2ml、第5管0.25ml；再分别加入生理盐水，第2管0.2ml、第3管0.3ml、第4管0.5ml、第5管0.5ml。1~3管的血清稀释度依次为1:500、1:833、1:1250，第4和第5管作为对照管。

3. 取溶血素"O"0.2ml及还原片剂（亚硫酸钠）1片，置试管中，加入生理盐水1ml，搅拌混匀后，放置37℃水浴10分钟使其还原；取出后补加生理盐水6.8ml，即可使用。

注意：还原溶血素"O"应在30分钟内使用完毕。

4. 于1~4管中分别加入溶血素"O"0.25ml，混匀后置37℃水浴15分钟。

5. 于1~5管中再分别加入1%兔红细胞或5%绵羊红细胞0.25ml（充分摇匀），置37℃水浴45分钟。

6. 结果判定：轻轻取出该5支试管，对光观察其溶血现象，以完全不溶血的血清最高稀释度为该血清的抗链球菌溶血素"O"的效价。

表 4 – 1　溶血抑制法测定抗溶血素 "O" 抗体步骤

试管号	1	2	3	4	5
生理盐水（ml）	—	0.2	0.3	0.5	0.5
待测血清（1∶500）	0.5	0.3	0.2	—	0.25
血清稀释度	1∶500	1∶833	1∶1250	对照	对照
还原型溶血素 "O"	0.25	0.25	0.25	0.25	—
			混匀，37℃水浴 15 分钟		
红细胞悬液	0.25	0.25	0.25	0.25	0.25
结　果				溶血	不溶血

（四）Optochin 敏感试验（Optochin sensitivity test）

【实验原理】

Optochin 即乙基氢化羟基奎宁，水溶性比较稳定，绝大部分的肺炎链球菌都对 Optochin 敏感，而甲型链球菌则不敏感，故可用该试验鉴别这两种细菌。

【操作步骤】

1. 将疑似肺炎球菌和甲型链球菌分别接种至血平板上。

2. 把直径为 6mm 的滤纸片放入 1∶4000 的 Optochin 水溶液中，浸湿后分别贴于涂有菌的血平板上，置 37℃培养 18 小时后观察结果。

【实验结果】

接种肺炎球菌的血平板滤纸片周围可见直径大于 20mm 的抑菌圈，甲型链球菌则无或有直径小于 10mm 的抑菌圈。

【自学内容】

1. 脓标本的采集方法　通常以无菌棉拭子采集脓汁或病灶分泌物。深部脓肿先用碘酒、酒精棉球消毒局部皮肤，用无菌注射器抽取深部脓液，或手术切开后以无菌棉拭子采集。取得标本后应立即送检。

2. 脓标本的检验程序　化脓性感染常由化脓性球菌引起。此外，杆菌（如大肠杆菌、绿脓杆菌、变形杆菌、结核杆菌、产气荚膜杆菌、枯草杆菌）、真菌、放线菌、螺旋体等也可能在脓标本中见到。由化脓性球菌引起的感染标本的检查程序如图 4 – 1。

【思考与讨论】

1. 结合病例摘要，分析每份标本的实验检查结果，并与小组内其他同学的结果比较，总结化脓性球菌的形态和菌落特征，讨论如何通过实验室快速诊断化脓性感染。

2. 在脓拭子和咽拭子的涂片染色标本中看到了何种细菌？根据其形态、排列和染色性，能否做出初步判断？

3. 除化脓性球菌之外，还有哪些细菌可引起化脓性感染？

4. 乳胶法抗乙型链球菌溶血素 "O" 试验的原理是什么？还可以通过哪种类型的免疫学技术检测抗乙型链球菌溶血素 "O" 抗体？

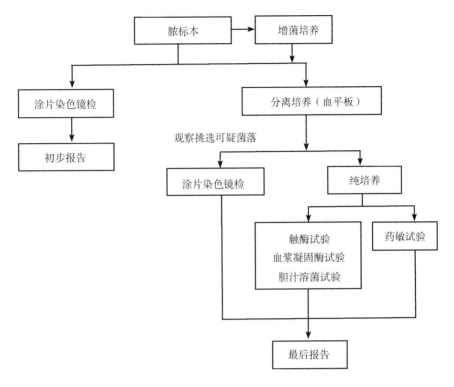

图 4 - 1　化脓性球菌引起的感染标本的检查程序流程图

5. 化脓性感染的治疗首选何种药物？在本次脓标本的实验设计中还缺少哪项实验？

【实验报告】

总结脓标本的检验程序和结果，并绘制化脓性球菌镜下形态。

综合性实验 3　呼吸道感染常见病原生物的实验室检查

【教学内容】

1. 形态观察　肺炎球菌、结核分枝杆菌、白喉棒状杆菌、卡氏肺孢子虫、卫氏并殖吸虫（肺吸虫）。

2. 操作　痰涂片抗酸染色检查结核分枝杆菌，直接涂片法检查肺吸虫虫卵。

3. 录像　呼吸道感染常见病原生物。

一、呼吸道感染常见细菌

【目的与要求】

1. 了解引起呼吸道感染的常见细菌形态。

2. 掌握痰涂片制作方法、抗酸染色法和结核分枝杆菌的形态。

（一）引起呼吸道感染的常见细菌形态

【形态观察】

1. 肺炎链球菌（*Streptococcus pneumoniae*）　通过显微镜油镜头观察小鼠腹腔液涂片。注意观察肺炎球菌的矛头状形态、成双排列、钝端相对的特点，以及菌体外周椭圆形的透明荚膜。

2. 结核分枝杆菌（*Mycobacterium tuberculosis*）　观察罗氏（Lowenstein）培养基上的结核杆菌培养物。注意其菌落特点为乳白色或黄色的干燥颗粒状或菜花状粗糙型菌落。

3. 白喉棒状杆菌（*Corynebacterium diphtheriae*）　观察白喉棒状杆菌奈瑟染色标本片，注意其菌体呈细杆状，异染颗粒染成棕褐色。

（二）痰涂片制作、抗酸染色法观察结核分枝杆菌形态

【实验材料】

1. 肺结核病人痰液。

2. 抗酸染液：①初染液：苯酚复红；②脱色液：3% 盐酸酒精；③复染液：碱性美蓝。

3. 载玻片、接种环、酒精灯、火柴、染色架、染色缸、洗瓶、记号笔、吸水纸等。

【操作步骤】

1. 标本片制备　参见前文实验细菌形态观察。

2. 抗酸染色（acid – fast stain）

（1）初染　将已固定并冷却的标本片置于染色架上，滴加①号染液苯酚复红数滴，覆盖在菌膜上，染色 10 分钟（注意勿使染液干涸）；也可在载玻片下方以酒精灯加热至出现蒸汽（勿煮沸或煮干），染色 5 分钟。用洗瓶内的水洗去染液，甩去余水。

（2）脱色　滴加②号液 3% 盐酸酒精数滴于菌膜上脱色，约 1 分钟，至菌膜内无游离红色脱下为止。同前水洗。

（3）复染　滴加③号液碱性美蓝，复染 1 分钟。水洗同前。将标本片夹在吸水纸本中吸干残水。

3. 镜检　在标本片上滴加 1 滴镜油后，置显微镜油镜头下镜检。在淡蓝色背景下可见染成红色的、细长略带弯曲的杆菌，并有分枝生长趋向，为抗酸染色阳性菌。其他细菌和细胞呈蓝色。

注意事项：①制作真正的结核痰标本片时，取过痰液的接种环应先在稀苯酚液中洗去残余物质后再在火焰上烧灼。因结核杆菌脂类含量较多，直接燃烧易形成气溶胶引起污染。②整个操作过程中忌用红色蜡笔。

【思考与讨论】

1. 可引起呼吸道感染的病原生物还有哪些？

2. 对大叶性肺炎和肺结核患者的痰涂片应各采取何种染色方法？为什么？

3. 肺炎球菌的荚膜与毒力有何关系？结核杆菌的毒力与哪些因素相关？

二、常见呼吸道感染的病毒

呼吸道病毒包括正黏病毒科的流感病毒、副黏病毒科的副流感病毒、呼吸道合胞病毒、麻疹病毒、腮腺炎病毒及其他呼吸道病毒等。本实验以流感病毒为例，熟悉病毒的分离程序与鉴定原则，了解呼吸道合胞病毒的快速血清学诊断。

（一）流感病毒的分离与鉴定

取发病 1~3 天内流感病人咽喉含漱液做病毒分离，流感病毒可在鸡胚尿囊、羊水囊或人胚肾细胞上生长。如病毒生长，可用血细胞凝集试验来证实其存在，因流感病毒可凝集鸡红细胞。如血细胞凝集试验阳性，则可进一步用血细胞凝集抑制试验进行病毒鉴定。

分离鉴定程序如图 4-2 所示：

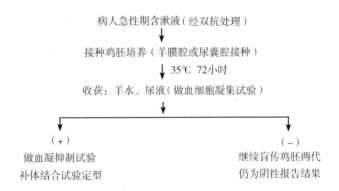

图 4-2 流感病毒分离鉴定流程图

1. 标本处理：采集标本置于冰壶内，及时进行分离，含漱液经低速离心后，吸取上清液 1ml，加抗生素（每毫升含青霉素 2 万 U 及链霉素 2 万 μg，简称双抗 0.1~0.2ml）置 4℃ 冰箱 4 小时或过夜。

2. 取 9~11 天龄鸡胚，将上述处理材料 0.2ml，接种于鸡胚尿囊腔。

3. 置 35℃ 孵育 72 小时后，放 4℃ 冰箱过夜（防止鸡胚出血）。

4. 取出鸡胚收获尿囊液，并进行血细胞凝集试验，以测定是否有病毒生长。

血细胞凝集试验

【实验材料】

1. 病人早期咽喉含漱液。

2. 9~11 天龄鸡胚。

3. 接种病毒用器材、剪刀、镊子等。

4. 无菌小试管、毛细滴管、检菌肉汤。

5. 0.5% 鸡红细胞悬液、生理盐水。

6. 流感病毒型与亚型免疫血清。

7. 试管架、小试管、吸管等。

【操作步骤】

1. 取小试管 9 支，按表 4 – 2 各管加入盐水，第 1 管为 0.9ml，其他各管均为 0.25ml。

2. 取收获的尿囊液 0.1ml，加入第 1 管中做 1 : 10 稀释，混匀后吸取 0.5ml 弃至消毒缸内，再吸取 0.25ml（1 : 10）稀释液加至第 2 管混匀，从第 2 管中取出 0.25ml 置第 3 管混匀……依次做倍比稀释至第 8 管，混匀后自第 8 管中取出 0.25ml 弃掉。这样各管液体量均为 0.25ml，从第 1 管至第 8 管的尿液稀释度为 1 : 10，1 : 20……1 : 1280，第 9 管为生理盐水对照。

3. 稀释完毕后加入 0.5% 鸡红细胞悬液，每管 0.25ml，室温放置 45 分钟，观察结果。注意：观察时要轻拿、勿摇。

4. 结果判定：各管出现血细胞凝集程度以"＋＋＋＋"、"＋＋＋"、"＋＋"、"＋"、"－"表示，以出现"＋＋"病毒的最高稀释度为血凝效价。

＋＋＋＋：全部血细胞凝集，凝集的血细胞铺满管底。

＋＋＋：大部分血细胞凝集，在管底铺成薄膜状，但有少数血细胞不凝，在管底中心形成小红点。

＋＋：约有半数血细胞凝集，在管底铺成薄膜，面积较小，不凝集的红细胞在管底中心聚成小圆点。

＋：只有少数血细胞凝集，不凝集的红细胞在管底聚成小圆点，凝集的血细胞在小圆点周围。

－：不凝集，血细胞沉于管底，呈一边缘整齐的致密圆点。

按上述结果举例的流感病毒的血凝效价为 1 : 160，即病毒液稀释到 1 : 160 时，每 0.25ml 中含 1 个血凝单位。配制 4 个血凝单位时，病毒液应稀释成 1 : 160/4，即 1 : 40。

如果血凝试验阳性，则做血凝抑制试验进一步证实并可确定该病毒的型，甚至亚型。

表 4 – 2　流感病毒血细胞凝集试验

试管号	1	2	3	4	5	6	7	8	9
生理盐水 病毒液 ml	0.9 0.1 弃 0.5）	0.25 0.25	0.25 0.25	0.25 0.25	0.25 0.25	0.25 0.25	0.25 0.25	0.25 0.25 （弃 0.25）	0.25
病毒稀释度	1 : 10	1 : 20	1 : 40	1 : 80	1 : 160	1 : 320	1 : 640	1 : 1280	对照
0.5% 鸡 红细胞	各管 0.25ml								
	摇匀，静置室温 45 分钟								
结果举例	＋＋＋＋	＋＋＋＋	＋＋＋＋	＋＋＋	＋＋	＋	－	－	－

血细胞凝集抑制试验——定量法

血凝抑制试验属于血清学试验，是在加鸡红细胞前先加病毒与相应的抗血清，然后加血细胞，而且以血细胞不凝为阳性。由于该试验中用已知病毒的抗血清，故可鉴定病毒型及亚型。反之用已知病毒，亦可测定患者血清中有无相应抗体，但应先对患者血清进行处理，以除去其中的非特异抑制物或凝集素，并需取双份血清做两次试验。若恢复期血清抗体效价比疾病早期高 4 倍以上，再结合临床即有诊断意义。

【实验材料】

流感病毒液（尿囊液）效价为每 0.25ml 含 4 个血凝单位；流感病人血清，余同血凝试验。

【操作步骤】

1. 病人血清预处理，除去其中非特异性抑制素（此步骤同学不做）。

2. 取小试管 10 支，按表 4 - 3 各管均加 0.25ml 生理盐水。

3. 取经处理的 1∶5 稀释的病人血清 0.25ml，加入第 1 管中做 1∶10 稀释，吹打 3 次混匀后，取 0.25ml 加至第 2 管，并依次做倍比稀释，到第 8 管为止；第 9 管为病毒对照，第 10 管为血清对照。

4. 稀释完后，加入流感病毒悬液（每 0.25ml 含 4 个血凝单位），第 10 管不加病毒液。

5. 摇匀后每管加入 0.5% 鸡红细胞 0.5ml，放置室温 30 分钟，45 分钟各观察一次结果，以 45 分钟的结果为准。

【实验结果】

观察血凝的判断标准同前述血凝试验，但本试验是以不出现血凝现象的试验管为阳性，凡呈现完全抑制凝集的试管中，其血清的最高稀释度作为血凝抑制效价。

表 4 - 3 血球凝集抑制试验（定量法）

试管号	1	2	3	4	5	6	7	8	9	10
病人血清稀释度	1/10	1/20	1/40	1/80	1/160	1/320	1/640	1/1280	病毒对照	血清对照
病人血清数量（ml）	(1∶5) 0.25	0.25	0.25	0.25	0.25	0.25	0.25	0.25	- D 弃 0.25	1∶5 0.25
生理盐水	0.25	0.25	0.25	0.25	0.25	0.25	0.25	0.25	0.25	0.25
流感病毒液	0.25	0.25	0.25	0.25	0.25	0.25	0.25	0.25	0.25	—
0.5% 鸡红细胞	0.5	0.5	0.5	0.5	0.5	0.5	0.5	0.5	0.5	0.5
结果	-	-	-	-	+	+ +	+ + +	+ + + +	+ + + +	-

血凝抑制试验——定性法

利用分型诊断血清与新分离的病毒液相互作用，其分型血清若能抑制病毒的血凝发生，证明待检病毒与该型诊断血清属同型。依此可对分离病毒进行定型鉴定。

【实验材料】

1. 新分离病毒尿囊液（每0.25毫升含4个血凝单位）。

2. 甲型流感病毒亚型诊断血清，抗亚甲型（抗A1）、抗亚洲甲型（抗A2）、抗香港型（抗A3）。

3. 0.5%鸡红细胞悬液、生理盐水。

4. U形孔塑料反应板、毛细滴管等。

【操作步骤】

1. 在U形孔反应板上选择5个孔并标记好孔1、2、3、4、5。

2. 将含4个血凝单位的新分离病毒液加入上述5个孔内，每孔100μl。

3. 于孔1、2、3中加抗A1、抗A2和抗A3诊断血清各100μl，孔4中加鸡血清100μl，孔5中加生理盐水100μl，轻轻摇匀，放置5分钟。

4. 于上述5孔中各加0.5%鸡红细胞悬液2滴，再次将各孔内溶液摇匀，静置45~60分钟，待血细胞完全正常后观察结果，记录并分析结果。

【实验结果】

出现明显血凝现象者，即全部或大部分血细胞凝集、下沉平铺孔底为血凝抑制阴性；凡未见血凝发生的试验孔，则证明新分离病毒与该孔所用的诊断血清亚型相一致。

（二）ELISA夹心法检测呼吸道合胞病毒（RSV）抗原

【实验材料】

1. 包被用抗RSV单克隆抗体。

2. 可疑病人呼吸道分泌物。

3. 兔抗RSV抗体与正常兔血清。

4. 羊抗兔IgG–HRP结合物。

5. 其他试剂、材料与一般ELISA法相同。

【操作步骤】

1. 包被抗RSV单克隆抗体，加入微孔板，每孔100μl，加盖置37℃过夜后用洗涤液洗3次。

2. 加呼吸道分泌物标本2孔，每孔100μl加盖置4℃过夜后洗3次。

3. 分别加兔抗RSV抗体及正常兔血清各1孔，每孔100μl，加盖置37℃ 1小时后洗3次。

4. 加羊抗兔IgG–HRP结合物，每孔100μl，置37℃ 1小时后洗3次。

5. 加底物液OPD，每孔100μl，置室温10~20分钟。

6. 终止反应，加2mol/L H_2SO_4，每孔50μl。观察颜色变化，或用酶标检测仪以492nm波长测各孔OD值。

【实验结果】

肉眼判读时，若待检孔未显色，与阴性对照孔相似，则判为阴性；若待检孔呈黄色或更深，与阳性对照孔一致，则判为阳性。用酶标仪检测时，每份待测血清的 $P/N \geq$ 2.1 时为阳性，$P/N \leq 1.5$ 为阴性，介于两者之间为可疑。

（三）肺炎衣原体冷凝集素试验

原发性非典型性肺炎患者血清中常产生冷凝集素。冷凝集素是大分子球蛋白性的自身抗体，在寒冷（4℃）情况下，直接对红细胞抗原起反应，一般可与 O 型人红细胞或自身红细胞发生凝集，可用于该病的辅助诊断。这种凝集反应具有可逆性，若将已凝集的红细胞再放回37℃时，凝集现象即消失。

【实验材料】

1. 患者血清　切勿将血清放在冰箱内析出血清，在冬季室温低于20℃时，可将标本置于37℃孵箱析出血清，随即进行分离实验。

2. 2%人红细胞悬液

（1）取 O 型或患者自身的脱纤维蛋白血或含抗凝剂血液 1~2ml。

（2）加 5~8 倍的无菌生理盐水稀释成2%悬液备用。

【操作步骤】

1. 排列小试管 10 支，每管内各加生理盐水 0.5ml。

2. 加患者血清 0.5ml 于第 1 管内，混匀后，吸出 0.5ml 加入第 2 管，顺次连续稀释至第 9 管，混匀后弃去 0.5ml。第 10 管不加血清作为对照。

3. 每管内各加入 2% 血细胞悬液 0.5ml，振荡混合后，置冰箱内 2~4 小时或过夜。此时各管血清最终稀释倍数依次为 1:4、1:8、1:16、1:32、1:64、1:128、1:256、1:512、1:1024。实验按表 4-4 操作。

表 4-4　冷凝集素试验操作程序

试管号	1	2	3	4	5	6	7	8	9	10
生理盐水	0.5	0.5	0.5	0.5	0.5	0.5	0.5	0.5	0.5	0.5
待测血清	0.5	0.5	0.5	0.5	0.5	0.5	0.5	0.5	0.5 弃去	
1%红细胞	0.5	0.5	0.5	0.5	0.5	0.5	0.5	0.5	0.5	0.5
血清稀释度	1:4	1:8	1:16	1:32	1:64	1:128	1:256	1:512	1:1024	对照
					摇匀，4℃过夜或4小时					
结　果	++++	+++	+++	++	++	+	±	-	-	-

【实验结果】

1. 冷凝集有可逆性，在较暖的室温中，凝集现象迅速消失，故在冰箱内取出试管后，必须立即观察结果。

2. 取出时尽量避免震动，先观察管底红细胞沉淀形状，再轻摇试管，如有明显的凝集现象，记录凝集效价。

3. 对照管内的红细胞，轻摇后应完全分开，无凝集现象。

4. 如遇阳性结果，最好将试管再放入37℃水浴箱内 5~30 分钟，重新观察一次，如红细胞完全分散，凝块消失，则证实为真正的冷凝集现象，否则可能由于其他凝集素所致，不作阳性报告。

三、肺吸虫和卡氏肺孢子虫

【目的与要求】

1. 掌握肺吸虫的虫卵及成虫的形态特点、寄生部位及致病作用、中间宿主的特征和传播途径。通过观察包囊和感染肺标本，熟悉痰液检查的诊断方法。

2. 掌握卡氏肺孢子虫包囊的形态特征，为实验诊断奠定基础。

【操作步骤】

1. 形态观察

（1）卡氏肺孢子虫   感染小鼠肺组织切片，姬氏染色，油镜观察卡氏肺孢子虫包囊，可见囊壁不着色，成熟包囊内含 8 个香蕉形囊内小体，其中各有 1 个紫红色细胞核，细胞质呈蓝色。

（2）卫氏并殖吸虫（肺吸虫）

1）生活史各期镜下标本

①虫卵（ovum）   低倍镜观察见虫卵呈金黄色，椭圆形，（80～118）μm×（48～60）μm。近卵盖处最宽。卵的形状常不对称，大小变化较大。高倍镜下卵盖清晰可见，常稍倾斜；也有缺卵盖者（因虫卵的位置关系可见不到卵盖）。卵盖与卵体连接处呈现隆起，略增厚。卵壳较厚且厚度不均匀。与卵盖相对的一端往往增厚。卵内含 1 个卵细胞和多个卵黄细胞。前者常位于近卵盖一端，但在固定标本内与卵黄细胞不易区分。

②成虫（adult）   解剖镜观察。虫体前端有口吸盘，腹部中央有腹吸盘，二者大小相近。睾丸 1 对，分叶状，左右并列于虫体后 1/3 处；卵巢分叶状，子宫盘曲成团与卵巢并列，内充满金黄色虫卵。卵黄腺分布虫体两侧，肠管分支，弯曲向体后延伸。

③囊蚴（metacercaria）   低倍镜观察。囊蚴呈圆形或椭圆形，有内、外两层囊壁。外壁薄、易破，内壁厚而坚韧。囊内可见到幼虫口、腹吸盘与黑褐色的排泄囊及呈螺旋状弯曲的肠管。

2）成虫和中间宿主肉眼观察标本

①成虫   椭圆形，大小为（7.5～12）mm×（4～6）mm，背面隆起，腹面扁平，形如半颗花生米。新鲜标本为肉红色，固定后呈青砖色；腹面中央可见乳白色腹吸盘，前端为口吸盘。

②第一中间宿主   川卷螺，体大，黑褐色，螺旋粗大。

③第二中间宿主   石蟹或蝲蛄。

3）肺吸虫感染狗肺病理标本   表面隆起的相应部位为肺组织内有成虫寄生的囊状病灶。

2. 痰液检查肺吸虫虫卵

（1）直接涂片法   在洁净的载玻片上滴加 1～2 滴生理盐水，挑取少许新鲜铁锈色痰液，涂片镜检。若结果为阴性，可采用下述离心沉淀法。

（2）离心沉淀法 留取肺吸虫病患者 24 小时痰液，置小烧杯中，加入等量 10% NaOH 溶液，用玻璃棒搅匀，置 37℃温箱，待痰液消化成稀液状后，分装于离心管内，以 1500rpm 离心 5～10 分钟，弃上清液，取沉渣涂片，镜检虫卵。

注意：涂片时注意取铁锈色部分血痰。

【实验报告】

绘制肺吸虫虫卵彩图并标注卵壳、卵细胞、卵黄细胞、卵盖。

【病例摘要】

13 岁女孩，因低热、头痛、干咳伴胸痛 2 周，加剧 3 天入院。

患儿于 1 年前随父母由武汉市迁入本地，近半年来与当地小儿一起生食醉蟹和烤蟹。近 2 周出现刺激性咳嗽伴轻度胸痛、头痛，夜间加剧。初为干咳，渐出现白色黏稠且带腥味的痰，痰量不多。入院查体：T 37.6℃，唇、甲轻度发绀，左手食指和中指指腹可见 3 个针样出血点。心率 83 次/分钟，右下肺呼吸音低，左下肺有少量湿啰音。右上腹压痛不适。胸部 X 片显示右肺中、下叶有密度不均匀、边界模糊的圆形浸润阴影，双侧胸腔少量积液。入院诊断肺部感染。给予抗菌治疗 1 周无效。实验室复查：WBC 16.3×10^9/L，EOS（嗜酸性粒细胞）0.6，EOS 绝对计数 3.68×10^9/L。

【思考与讨论】

1. 引起肺部感染的常见病原生物有哪些（结合微生物学）？分别通过何种途径感染人体？各自的形态有何特征？如何通过病原学检查区别不同种类的病原生物以明确诊断？

2. 该病例应诊断为何种感染性疾病？有哪些线索可提供诊断依据？应采用哪些实验室检查方法明确诊断？

综合性实验 4 肠道感染常见病原生物的实验室检查

【教学内容】

1. 形态观察 ①肠道杆菌。②肠道感染原虫、线虫、绦虫和吸虫的成虫和生活史各期形态。③肠道寄生虫感染病理标本。

2. 操作内容 ①粪便标本的细菌学检查及病毒学检查。②粪便标本的寄生虫虫卵检查。

一、肠道感染常见细菌

【目的与要求】

了解引起肠道感染的常见细菌的形态。

【形态观察】

1. 大肠埃希菌（*Escherichia coli*）、志贺菌（*Shigella*）革兰染色片，油镜观察。大肠埃希菌和志贺菌镜下形态均为两端钝圆的革兰阴性短小杆菌，大小为（0.4～0.7）μm×（1～3）μm，个别菌体可呈近似球状或长丝状，多分散排列（镜下无法区别两者）。

2. 伤寒沙门菌（*Salmonella typhi*）鞭毛镀银染色片，油镜观察。菌体为深褐色杆状，较短粗，其周围鞭毛纤细弯曲，为浅褐色。有些鞭毛已脱离菌体，呈散在褐色丝状物。

3. 霍乱弧菌（*Vibrio cholerae*）革兰染色片，油镜观察。菌体略带弯曲，人工培养传代后可变为杆形，大小为（0.5~0.8）μm×（1.5~3）μm，散在排列，革兰染色阴性。

【思考与讨论】

1. 肠道杆菌中不同种细菌的形态有何共同特点？从形态上可以区分这些细菌吗？怎样区别肠道中的大肠埃希菌和致病菌？

2. 肠道杆菌的革兰染色片中为什么看不到鞭毛？有哪些方法可以证实细菌有鞭毛？肠杆菌科中那些细菌没有鞭毛？

3. 肠道杆菌中哪些细菌是致病菌？各引起何种疾病？其毒力因子有哪些？

二、肠道细菌的培养和鉴定

【目的与要求】

1. 掌握大肠埃希菌和肠道致病菌的生化反应鉴别要点。

2. 掌握直接凝集反应的原理及其在细菌鉴定和伤寒杆菌抗体检测中的应用。

3. 了解肠道细菌的分离鉴定程序和方法。

4. 观看肠道细菌的分离鉴定录像。

（一）肠道杆菌的分离培养（isolation culture of enterobacteria）

【实验材料】

1. 标本　大肠埃希菌和痢疾志贺菌混合肉汤培养物。

2. 培养基　SS 平板（或 EMB 平板）。

3. 其他　接种环、电热灭菌器或酒精灯。

【操作步骤】

将细菌标本分区划线（参见前文病原生物学实验中细菌人工培养）接种于 SS 或 EMB 平板，37℃培养 18~24 小时。次日取出观察结果。

【实验结果】

观察平板是否分离出单个菌落，注意比较大肠埃希菌和痢疾志贺菌形成的不同菌落（表 4 −5）。挑取透明的可疑致病菌菌落，一半做纯培养，另一半做涂片、革兰染色镜检。

表 4 −5　肠道杆菌在 SS 培养基上的菌落特点

肠道杆菌种类	菌落特征
致病菌菌落（痢疾志贺菌）	小菌落，直径小于 2mm，无色、透明
非致病菌菌落（大肠埃希菌）	大菌落，直径大于 2mm，红色、不透明

（二）肠道杆菌的纯培养（pure culture of enterobacteria）

【实验材料】

1. 待检细菌：取粪便标本分离培养中的单个可疑菌落。

2. 克氏双糖铁琼脂管、接种针（环）、电热灭菌器等。

【操作步骤】

1. 挑取可疑菌落 右手持接种针，在火焰中烧灼灭菌，冷却后在培养基上挑取无色透明可疑菌落。

2. 接种克氏双糖铁琼脂管（Kligler's iron agar，KIA）

（1）左手持双糖铁培养管，使斜面朝上。以右手小指和小鱼际肌夹住试管塞，试管口烧灼灭菌。

（2）将带菌的接种针垂直插入双糖管底部，然后原路退出并在斜面上用接种环轻轻划一直线；再自下而上在斜面上蜿蜒划蛇行线。

（3）试管口烧灼灭菌，盖好盖。接种针（环）灭菌归位。

3. 标记、培养 试管用标记笔写上标本号、接种日期等，37℃培养 18～24 小时。次日观察结果。

【实验结果】

根据表 4-6，初步判断所分离的细菌种类。

表 4-6 常见肠道杆菌双糖铁培养管的培养结果

菌种	底层（葡萄糖）	斜面（乳糖）		硫化氢	动力		结论
大肠埃希菌	⊕	○	+ ＊	－	± ＊＊		非致病菌
变形杆菌	⊕	±		+	+		
克雷伯菌属	⊕	+		－	－		
痢疾志贺菌	+	－		－	－		致病菌
伤寒沙门菌	+	－		±	+		
甲、乙型副伤寒沙门菌＊＊＊	⊕	－		+ +	+		

＊因在斜面，气体无法收集，故看不到。

＊＊肠侵袭性大肠埃希菌无动力，为致病菌。

＊＊＊乙型副伤寒沙门菌，现名"肖氏沙门菌"。

（三）肠道杆菌的血清学鉴定

根据克氏双糖铁的培养结果做出初步鉴定，选用已知诊断血清做玻片凝集试验（参见前文凝集反应）。

【实验材料】

1. 待鉴定细菌：取双糖铁培养管内的纯培养细菌。

2. 诊断血清：志贺菌免疫血清。

3. 玻片、生理盐水、接种环、蜡笔等。

【操作步骤】

1. 标记　取洁净玻片 1 张，用蜡笔划为两等份，在玻片的左上角作标记。

2. 加血清和盐水　在玻片的左右区分别滴加生理盐水和志贺菌诊断血清 1~2 滴。

3. 加待测菌　接种环灭菌后，分别取双糖管斜面上的细菌纯培养物，先与玻片左侧的生理盐水混匀，再与右侧的已知免疫血清混匀。轻轻摇动玻片 1~2 分钟后，观察有无凝集颗粒出现。

【实验结果】

1. 阳性（＋）　肉眼可见细沙样凝集颗粒，周围液体变清。

2. 阴性（－）　细菌悬液仍均匀混浊，无凝集颗粒。

（四）沙门菌感染的血清学检测——肥达试验（Widal test）

【实验材料】

1. 待测血清 0.2ml 1 支。

2. 诊断抗原 4 支。

（1）伤寒沙门菌菌体抗原 O。

（2）伤寒沙门菌鞭毛抗原 H。

（3）甲型副伤寒沙门菌鞭毛抗原 PAH。

（4）乙型副伤寒沙门菌鞭毛抗原 PBH。

3. 生理盐水、试管、试管架、吸管等。

【操作步骤】

1. 标记　每组取 28 支洁净试管，在试管架上排成 4 排，每排 7 支，各按 1~7 编号，第 1 管需做抗原标记。

注意：1 排试管只加 1 种抗原，测 1 种抗体；每个同学做 1 排试管，4 人为 1 组。

2. 稀释血清

（1）吸取生理盐水 0.5ml 分别加入各排第 2~7 管。

（2）吸取 3.8ml 生理盐水，加入含 0.2ml 待测血清的试管内混匀。此时血清为 1：20 稀释，共 4ml，分别加入 1~4 排的 1 号试管各 1ml。

（3）倍比稀释：各排试管均从第 1 管中吸取 0.5ml 稀释血清加入第 2 管混匀，再从第 2 管吸取 0.5ml 稀释血清加入第 3 管混匀，依次稀释至第 6 管。从第 6 管弃去 0.5ml 稀释血清，第 7 管不加血清，作为对照。

3. 加诊断抗原　将 4 种诊断抗原分别加入各排第 1~7 管，每管 0.5ml。

最后各管血清稀释度依次为 1：40、1：80、1：160、1：320、1：640、1：1280，各管液体总量均为 1ml。

4. 孵育　将各管振荡摇匀，静置 37℃水浴或室温，24 小时后观察结果。

5. 观察结果　避免振摇，选择适当的明暗对比背景（可对着窗户，以手指横挡在试管底部观察）。先观察对照管，然后逐一将各管与对照管比较观察。

【实验结果】

1. 无凝集　对照管应无凝集现象，表现为液体均匀混浊，管底有细菌自然沉降形成的规则小圆点。

2. 凝集　各排依次从 1 号管开始观察是否出现凝集，并判断凝集程度。O 抗原和其抗体的凝集物为致密颗粒状；三种鞭毛抗原与其抗体形成的凝集物呈较疏松絮状。

＋＋＋＋：细菌全部凝集形成大块凝集物均匀铺在管底，上清液澄清。

＋＋＋：细菌大部分凝集并沉于管底，上清液稍混浊。

＋＋：细菌部分凝集，液体较混浊。

＋：少量细菌凝集，液体明显混浊。

－：不凝集，液体混浊同对照。

3. 抗体效价（滴度，titer）　以出现"＋＋"凝集的血清最高稀释度为该份血清的抗体效价。

4. 阳性　须在急性期和恢复期采集双份血清，恢复期血清抗体效价≥4 倍急性期血清抗体效价才有诊断意义。

【自学内容】

1. 肠道杆菌鉴定程序　肠道杆菌为一大群革兰阴性杆菌，从形态及染色性上无法鉴别为何种菌，只能依靠生化反应和血清学反应进行鉴定。鉴定程序见图 4-3。

2. 克氏双糖铁（KIA）培养基　为含乳糖、葡萄糖、硫酸亚铁铵和酚红指示剂的半固体高层斜面。酚红在 pH 7.4 时为红色，细菌分解糖产酸时则变为黄色。因此，底层半固体穿刺接种可以观察细菌动力、对葡萄糖发酵的能力及是否产生硫化氢；斜面可观察细菌对乳糖的发酵情况。肠道致病菌多不发酵乳糖，因此可用以区别肠道内的致病菌和大肠埃希菌。

3. 肠道杆菌在双糖铁培养基上的培养性状

（1）大肠埃希菌　分解葡萄糖和乳糖产酸产气，使培养基底层和斜面均变为黄色；底层见气泡；有动力，可见细菌沿穿刺线向周围扩散生长，穿刺线模糊。

（2）非典型大肠埃希菌、侵袭性大肠埃希菌　葡萄糖产酸产气、乳糖不分解或迟缓发酵、无动力。

（3）粪产碱杆菌　葡萄糖及乳糖均不分解而有动力。

（4）致病性肠道杆菌　如伤寒沙门菌和志贺菌均不发酵乳糖，故斜面仍为红色；底层发酵葡萄糖产酸变黄色。沙门菌分解葡萄糖产气或不产气，有动力。伤寒沙门菌、乙型副伤寒沙门菌能产生硫化氢，与培养基中的铁结合形成黑色沉淀，可用伤寒、副伤寒诊断血清做玻片凝集试验鉴定。志贺菌无动力，底层穿刺线清晰，应分别与痢疾志贺菌诊断血清、福氏志贺菌多价诊断血清、鲍氏志贺菌多价诊断血清、宋内志贺菌诊断血清做玻片凝集，以定菌群。

4. 肥达试验　机体感染伤寒沙门菌或副伤寒沙门菌后 2～3 周，血清中开始出现特异性抗体，它能在体外与伤寒或副伤寒沙门菌发生凝集。肥达试验就是应用已知伤寒和副伤寒菌液作为抗原，与患者血清做定量凝集试验，以测定血清中特异性抗体的含量及

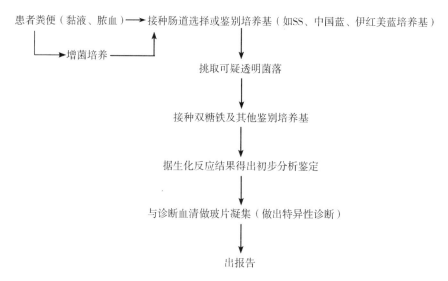

图 4-3　肠道杆菌分离鉴定流程图

增长情况，协助诊断伤寒和副伤寒。一般间隔 5~7 天重复采血检查，如抗体效价随病程进展而上升，才有诊断价值。

【思考与讨论】

1. 不同肠道杆菌在鉴别培养基上的菌落形态有何区别？鉴别培养基的鉴别原理是什么？

2. 大肠埃希菌和志贺菌的生化反应有何不同？

3. 根据各组报告分析肥达试验结果及影响实验结果的因素。

4. 凝集试验有哪些类型？比较玻片凝集法和试管凝集法的不同。

三、肠道病毒

（一）肠道病毒的分离鉴定

肠道病毒属于小 RNA 病毒科，为裸露病毒，不同肠道病毒可引起相同症状，同一种病毒可引起不同临床表现。肠道病毒多见隐性感染，可引起轻微上呼吸道感染、腹部不适和腹泻等症状；偶尔侵犯中枢神经系统，引起弛缓型麻痹。一般分离鉴定程序见流程图（图 4-4）。

【实验材料】

1. 标本　粪便、脑脊液、尸检材料。

2. 细胞　原代猴肾细胞、人胚肾细胞。

3. 抗生素　青霉素（P）、链霉素（S）。

4. 试剂　各种肠道病毒抗血清、Hanks 液、0.5% 鸡红细胞。

【操作步骤】

1. 标本处理　肠道病毒的分离系用活的组织细胞，如被检材料中混有杂菌，则培养不能成功。故在接种前应将材料处理。具体方法如下：

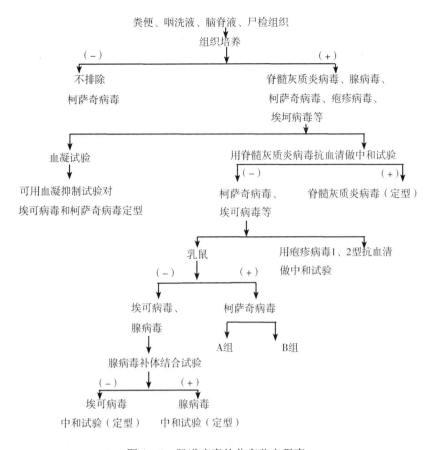

图4-4　肠道病毒的分离鉴定程序

（1）粪便标本　取回标本应及早处理，方法如下：称取1g粪便，加4ml Hanks液（pH 7.2～7.4）。用竹签搅拌捣碎粪便即成20%悬液。将悬液置－20℃低温冰箱保存至少一夜。做病毒分离工作前一天将粪便悬液取出，经3000rpm离心沉淀30分钟，吸取上清液，每毫升加入青霉素1000U、链霉素1000μg，置4℃冰箱作用至少4小时或过夜，即可供做病毒分离。

（2）脑脊液标本　如怀疑有细菌污染时，可向样品中加入双抗，4℃过夜备用。

（3）尸检标本　取出标本后，用无菌蒸馏水洗去甘油，用无菌乳钵磨碎，再用Hanks液制成1%悬液，经3000rpm离心沉淀30分钟，取上清液加双抗，置4℃过夜，次日做病毒分离。

2. 观察细胞病变效应　将处理的标本上清液加入已培养成单层细胞（原代猴肾细胞或人胚肾细胞）瓶内，观察其引起的细胞病变效应（CPE）现象。阳性结果，可能是脊髓灰质炎病毒、柯萨奇病毒、埃可病毒、腺病毒、疱疹病毒等。

3. 中和试验　用脊髓灰质炎病毒的抗血清进行中和试验。阳性者认为是脊髓灰质炎病毒。再用不同型别的脊髓灰质炎病毒抗血清进行中和试验，进一步分型；如果是阴性，可采用血凝试验、血凝抑制试验对埃可病毒和柯萨奇病毒定型。

（二）轮状病毒的检测

轮状病毒是引起急性胃肠炎的重要病原微生物之一，属于呼肠病毒科中的一个新属。轮状病毒的形态呈车轮状，核酸为分节段的 RNA 基因结构，利用其特点进行免疫电镜、聚丙酰胺凝胶电泳、ELISA 等对诊断有一定意义。其中 ELISA 间接双抗体夹心法被 WHO 列为诊断轮状病毒的标准方法。ELISA 间接双抗体夹心法是用来检测大分子抗原，方法比较简单、灵敏。

【实验材料】

1. 待检标本：待检的粪便用 0.01mol/L PBS 稀释成 20% 悬液，3000rpm 30 分钟离心，取上清液。

2. 兔抗轮状病毒抗体、豚鼠抗轮状病毒抗体、羊抗豚鼠 IgG 酶标记抗体。

3. 底物、邻苯二胺（OPD）现配现用。

4. 洗涤液：0.05mol/L pH 7.2 PBS 加 0.05% Tween – 20。

【操作步骤】

1. 以最适浓度的兔抗轮状病毒抗体包被聚乙烯板单数孔作为试验孔；正常兔血清包被双数孔为对照孔，每孔加 100μl，置 4℃ 24 小时以上，洗板 3 次，干后 4℃ 保存备用。

2. 取待检粪便标本上清液，加等量稀释液（含 20.0g/L 牛血清白蛋白），每孔 100μl。每份标本加入试验孔和对照孔各孔。每板均设阳性（病毒抗原）和阴性（正常粪便）对照各 1 份。4℃ 过夜，洗板 3 次。

3. 将豚鼠抗轮状病毒抗体稀释成最适浓度每孔 100μl，37℃，1 小时，洗板 3 次。

4. 加入酶标羊抗豚鼠 IgG，每孔加 100μl。37℃，1 小时，洗板 3 次。

5. 加入 OPD – H_2O 底物溶液，每孔 100μl，37℃，20 分钟。加入 2mol/L H_2SO_4 终止反应，肉眼可见棕黄包，用 ELISA 检测仪测定 492nm 吸光度。

【实验结果】

用酶标检测仪测定 OD 值，$P/N \geq 2.1$ 为阳性。用肉眼可见棕黄色，则可认为阳性。

四、甲型和戊型肝炎病毒检测

甲型肝炎病毒（HAV）和戊型肝炎病毒（HEV）是引起人类甲型肝炎和戊型肝炎的病原体。其传播途径是消化道传播。HAV 感染后 1～4 周即可出现抗 HAV – IgM 抗体，持续 3～6 个月后消失；戊型肝炎，抗 HEV – IgG 则出现较晚，并可维持相当长时间，甚至终身。因此 IgG 型抗体的单项检出，只说明曾感染过 HAV 或 HEV，而检测抗 HAV – IgM 和 HEV – IgM 才是诊断急性甲型肝炎、急性戊型肝炎的特异性标志。

（一）ELISA 法检测甲型肝炎病毒 IgM 抗体

用抗人 μ 链捕获待测血清中特异性 IgM，然后用 HAV 与特异性 IgM 抗体结合，再加酶标记抗 HAV – IgG 抗体，最后加底物显色。

【实验材料】

1. 试剂：

（1）预包被抗人 μ 链微孔板。

（2）HAV 抗原。

（3）HRP 标记抗 HAV – IgG 抗体、加速剂、小牛血清。

（4）底物：用 pH 5.0 或 pH 5.4 磷酸盐 – 枸橼酸缓冲液配制的 OPD – H_2O_2。

（5）洗涤液：0.05mol/L pH 7.2 PBS 加 0.05% 吐温 – 20（Tween – 20）。

（6）抗 HAV – IgM 阳性对照血清。

（7）抗 HAV – IgM 阴性对照血清。

（8）终止液：2mol/L H_2SO_4。

2. 待测血清。

3. 加样器、吸头、酶标检测仪。

【操作步骤】

1. 用 pH 9.6 的 Na_2CO_3 – $NaHCO_3$ 缓冲液将抗人 μ 链血清稀释至预试最适浓度，每孔加 100μl 于微孔板中，置湿盒中 4℃过夜，次日弃微孔内液体，用洗涤液注满各孔，静置 20 秒甩干，反复洗 5 次，用吸水纸拍干。

2. 用样品稀释液（洗涤液加 5% 小牛血清）将待测血清、阳性血清和阴性血清做 1 : 500 稀释，每孔加 50μl，每块微孔板上设阳性、阴性对照，再加 50μl 加速剂，水平快速振荡 1 分钟，37℃保温 20 分钟后，弃孔内液体，同上洗涤 4 次，拍干。

3. 加甲肝病毒抗原及酶标记物：每孔先加 50μl 甲肝病毒抗原，再加 50μl 酶标记抗体混合［含 HRP – 抗 HAV F（ab′）2、加速剂及小牛血清］，水平快速振荡 1 分钟，37℃保温 30 分钟后微孔内液体，同上洗涤 4 次，拍干。

4. 加底物（OPD – H_2O_2）溶液 100μl/孔，37℃10 分钟后用 2mol/L H_2SO_4 50μl/孔终止反应。

【实验结果】

用酶标仪测定：波长 492nm，读吸光度（A 值）。

1. 检测孔吸光度 ≤0.2，判为阴性。

2. 检测孔吸光度 >0.2，判为阳性（如阴性对照吸光度 >0.1 时，以 P/N≥2.1 为阳性）。

（二）ELISA 法检测 HEV – IgG 抗体

用戊型肝炎病毒（HEV）人工合成肽抗原（含 ORF_2 和 ORF_3）包被微孔，待测血清中 HEV 抗体与包被抗原结合，再与酶标羊抗人 IgG 结合，形成抗原 – 抗体 – 酶标抗抗体复合物，加底物显色，在酶标仪上比色，根据 OD 值判定有无 HEV 抗体。

【实验材料】

1. 试剂：

（1）HEV 抗原包被微孔板。

（2）样品稀释液：pH 7.2 Tris – HCl，10g/L BSA ，1ml/L Tween – 20。

（3）酶标抗人 IgG。

（4）洗涤液：0.05mol/L pH 7.2 PBS 加 0.05% Tween – 20。

（5）抗 HEV 阳性血清。

（6）抗 HEV 阴性血清。

（7）底物：用 pH 5.0 磷酸盐 – 枸橼酸缓冲液配制的 TMB – H_2O_2。

（8）终止液：10g/L SDS。

2. 待测血清。

3. 加样器、吸头、酶标检测仪。

【操作步骤】

1. 用 10mmol/L pH 7.4 PBS 稀释 HEV 合成肽抗原，每孔加 100μl，室温过夜，弃去孔内液体，用洗涤液注满各孔，静置 20 秒，甩干，反复洗 3 次，于吸水纸上拍干。

2. 每孔加样品稀释液 100μl，待测血清 5μl，同时设阳性、阴性对照，37℃ 30 分钟，弃去孔内液体，同上洗 6 次，拍干。

3. 每孔加 HRP – 抗人 IgG 100μl，37℃ 30 分钟，弃去孔内液体，同上洗 6 次，拍干。

4. 每孔加底物（TMB – H_2O_2）100μl，室温显色 15 分钟，加终止液 50μl，酶标仪测 630nm 波长吸光度（A 值）。

【实验结果】

临界值为 0.25 加上阴性对照 A 值。

ELISA 法测定抗 HEV 抗体属筛选试验，确认试验一般用蛋白（免疫）印迹（WB）法。

五、肠道感染原虫

【目的与要求】

1. 掌握碘染色技术，区别溶组织内阿米巴、结肠内阿米巴和蓝氏贾第鞭毛虫包囊在碘液涂片中的形态特征及鉴别要点。

2. 通过观察痢疾阿米巴、结肠内阿米巴和蓝氏贾第鞭毛虫的包囊和滋养体，认识肠道感染的寄生虫病原，并能与细菌感染鉴别。

3. 认识生活状态下的滋养体形态和运动特征，为诊断打基础。

4. 了解隐孢子虫卵囊的形态特征，为感染性腹泻的鉴别诊断奠定基础。

粪便标本碘液涂片法检查阿米巴

【实验材料】

1. 玻片、盖玻片、碘液、包囊保存液。

2. 痢疾阿米巴患者粪便。

3. 来苏水缸。

【操作方法】

1. 滴加碘液一小滴于载玻片上，用竹签挑少许粪便在碘液中涂抹均匀。

2. 用滴管吸取包囊保存液一小滴加在碘液中，加盖片后置显微镜下观察。

【形态观察】

1. 阿米巴（the Amoeba）

（1）溶组织内阿米巴（*Entamoeba histolytica*）

1）滋养体（trophozoite）

①活体标本 蛇阿米巴人工培养活体涂片。低倍镜观察可见虫体无色透明、形状不规则且在不断变化。高倍镜观察可见虫体内、外质区别明显。外质（ectoplasm）透明，向外突出形成舌形或片形伪足（pseudopodia），定向运动。内质（endoplasm）色暗不透明，多颗粒，细胞核（nucleus）不易看清。内质中可见到被吞噬的大小不一、随虫体流动的圆形淀粉粒。

②粪便标本 铁苏木素（Iron hematoxylin stain）染色，油镜观察。虫体外形不规则，大小为20~40μm。外质着色淡而不明显，极少见到伪足。内质颗粒状，蓝黑色，内含深染的、大小不等的圆形食物泡（food vacuole）。食物泡内含红细胞，是溶组织内阿米巴滋养体的主要特征之一。核圆形、着色浅，核膜极薄，其内缘有排列均匀、大小整齐的染色质粒，核正中有1个点状核仁。衰老的滋养体内质可出现空泡（vacuole）。

2）包囊（cyst）

①碘染色标本 低倍镜下包囊呈黄色小圆点。换高倍镜可见其为棕黄色圆球形，囊壁亮，不着色，有明显界限。包囊直径平均13μm。核1、2或4个，呈小亮圈状。核仁（karyosome）居中。包囊含1~2个核时其核较大。囊内常可见到糖原泡（glycogen vacuole）和拟染色体（chromatoid body）。糖原泡呈块状，棕红色，边界不清楚。拟染色体为亮棒或亮块状，有折光性。如标本保存时间过久，则不易见到糖原泡和拟染色体。

②铁苏木素染色粪便标本 油镜观察见包囊圆球形、蓝黑色，囊壁不着色，内有核1、2或4个。核的基本结构同滋养体。单核、双核包囊的核较大，囊内可见深染的拟染色体呈棒状，两端钝圆，数目不等。糖原泡被溶解成空泡状。成熟包囊的核较小，无糖原泡和拟染体。由于位置关系，有时只见到拟染色体顶端，呈黑点状。

（2）结肠内阿米巴（*Entamoeba coli*）

1）滋养体 粪便涂片标本，铁苏木素染色，油镜观察见结肠内阿米巴滋养体较溶组织内阿米巴稍大，长圆形或不规则，大小为15~50μm。内质含大量食物泡。泡内含细菌、酵母菌及淀粉粒等，无红细胞。核仁粗大、偏心，核膜内缘染色质粒小大不一，排列不整齐。

2）包囊

①铁苏木素染色粪便标本 比溶组织内阿米巴包囊稍大，囊壁较厚，有1、2、4或8个核，核仁大、偏心。未成熟包囊内有较大的糖原泡。拟染体呈碎片状或草束状，两端尖细不整齐。成熟包囊内不含糖原泡和拟染体，胞质均匀。

②碘染色标本 基本结构同溶组织内阿米巴，只是个体稍大，平均直径约17μm。囊壁较厚，内含1、2、4或8个核，核仁大、偏心。

2. 蓝氏贾第鞭毛虫（*Giardia lamblia*）

（1）包囊　碘液涂片，低倍镜下找到极小的棕黄色椭圆形小点，换高倍镜观察。包囊呈卵圆形，长8~14μm，宽7~10μm；棕黄色，囊壁较厚，与虫体之间可有空隙。囊内有2或4个核，常位于包囊一端。核仁粗大，往往不易看清。囊内还可见由鞭毛和弯曲的轴柱形成的丝状物（filament substance）。

（2）滋养体

1）染色标本　活体涂片经固定后，用姬氏染色或铁苏木素染色制成。置高倍镜或油镜下观察。虫体蓝紫色（姬氏染色）或黑灰色（铁苏木素染色），长9~21μm，宽5~15μm。正面观呈梨形，左右对称，前端钝圆，后端尖。体前端腹面凹陷成吸盘，吸盘底部中央并列两个卵圆形核，核仁不明显。两核之间有毛基体（blepharoplast），由此生出4对鞭毛（flagellum）（前侧、后侧、腹、尾鞭毛各1对）。两根平行的轴柱（axostyle）贯穿虫体直达后端。轴柱中部有一对爪锤状的中体（medium body）。

2）活体标本　剖开田鼠腹部，取肠内容物（或用体外培养的滋养体）制成生理盐水涂片。在低倍镜下找到透明发亮的活动小体，再换高倍镜观察。虫体正面观呈梨形，侧观呈瓢状。活动时，4对鞭毛摆动，如同翻滚落下的树叶。

3. 微小隐孢子虫（*Cryptosporidium parvum*）

隐孢子虫卵囊　改良抗酸染色标本。高倍镜下可见卵囊染成玫瑰红色，圆或椭圆形，大小为3~5μm，平均4.1μm。囊壁在外，子孢子4个在内，为玫瑰红色、排列不规则的月牙形。无孢子囊。此外，囊内还可见到一团残余体，呈大小不等的暗黑（棕）色颗粒。经改良抗酸法染色后，粪便中的酵母菌着蓝绿色，与隐孢子虫易于区别。

4. 布氏嗜碘阿米巴（*Iodamoeba Bustschlii*）包囊（碘液涂片）　高倍镜观察包囊在碘液涂片中的形态，并与溶组织内阿米巴包囊比较、区别。布氏嗜碘阿米巴包囊呈椭圆形，大小与溶组织内阿米巴包囊相似，囊壁较薄、不着色，胞核1个。圆形或卵圆形的糖原泡，棕红色，边缘清楚，常把核推向一端。偶可见2个糖原泡。

【实验报告】

1. 绘图：绘碘染溶组织内阿米巴、结肠内阿米巴和蓝氏贾第鞭毛虫包囊彩图并标注：包囊、细胞质、糖原泡、细胞核、拟染体、核仁（阿米巴）和鞭毛、包囊、轴柱、丝状物、囊壁、细胞核、中体（鞭毛虫）。

2. 列表（表4-7）比较两种碘染阿米巴包囊的形态特点（外形、大小、颜色、核数及核仁位置等）。

表4-7　溶组织内阿米巴和结肠内阿米巴碘染包囊形态比较

	溶组织内阿米巴	结肠内阿米巴
大小		
颜色		
成熟包囊核数目		
核仁位置		
囊壁薄厚		

【思考与讨论】

1. 如何通过粪便检查急性、慢性阿米巴痢疾患者和带虫者？

2. 引起腹泻的常见病原生物有哪些？如何通过实验室诊断鉴别不同的肠道病原感染？

六、肠道线虫

【目的与要求】

1. 观察各种肠道寄生虫及虫卵形态，掌握各种肠道寄生虫及虫卵的形态特征和鉴别要点。

2. 掌握粪便直接涂片法检查蛔虫卵的方法，识别受精、未受精和感染性蛔虫卵的形态特点。

3. 掌握钩虫虫卵、成虫与丝状蚴的形态特征，了解饱和盐水浮聚法检查钩虫卵和钩蚴培养方法，为临床诊断钩虫感染奠定基础。

4. 识别蛲虫虫卵的形态特点，鉴别成熟和未成熟卵，掌握透明胶带法诊断蛲虫病。

（一）形态观察

1. 似蚓蛔线虫（*Ascaris lumbricoides*，蛔虫，roundworm）

（1）虫卵（镜下标本）

①受精蛔虫卵（fertilized egg of Ascaris lumbricoides） 低倍镜找到椭圆形、棕黄色，其外有凹凸不平结构的虫卵（egg）后转换成高倍镜详细观察（粪便涂片标本中存在许多残渣，如植物纤维导管、花粉颗粒、酵母等，应注意与虫卵鉴别）。高倍镜下虫卵为宽椭圆形，长×宽为（45～75）μm×（35～50）μm。卵壳（egg shell）厚而透明，壳外附一层凹凸不平的蛋白质膜（albuminous coat），被胆汁染成棕黄色（并非虫卵本身带色）。卵内含一大而圆的卵细胞（ovum），其两端与卵壳之间常有半月形空隙（crescentic space）。如粪便放置过久或患者便秘，所见到的虫卵半月形空隙消失（也可因为虫卵的位置或卵细胞已经发育而看不到）。

有些标本可看到卵细胞已经发育成幼虫，即为感染性虫卵，应注意区分。

②脱蛋白质膜受精蛔虫卵 受精卵的蛋白质膜有时可脱落，或仅存留一小部分。此时虫卵色浅或无色，卵壳十分清晰，卵壳较厚且厚度均匀，此点可与钩虫卵区别。

③未受精蛔虫卵（unfertilized egg of ascaris lumbricoides） 高倍镜下可见虫卵较受精虫卵长而窄，长×宽为（88～94）μm×（39～44）μm，黄褐色或灰黄色，卵壳与蛋白质膜均较受精卵薄，其内容物为大小不等的折光性较强的屈光颗粒（refractive granules）。

（2）成虫标本（肉眼标本）

①成虫外部特点 新鲜虫体呈粉红色，固定标本呈乳白色，长圆柱形。两端较细，体长为15～35cm，身体两侧各有一条明显的纵向侧线（白色）。头部较尾部细长。雌虫较雄虫粗而长、尾尖直；雄虫较细而短、尾部卷曲，有时可看到两根交合刺。

②成虫解剖

消化系统：消化道为一直管，由口、咽、食道、肠管组成。雌虫（female）肠管末端为肛门，雄虫（male）肠管末端为泄殖腔。

生殖系统：雌虫生殖系统为双管型，细长缠绕，十分发达。每条管可分为卵巢、输卵管、子宫三部分，各个部位之间无明显界限。两条子宫汇合通入阴道，阴门开口于虫体前1/3的腹面中线上。雄虫生殖系统为单管型，分为睾丸、输精管、储精囊及射精管各部分，射精管通入虫体末端的泄殖腔，并由此伸出两根交合刺。

蛔虫口唇（镜下标本）：经染色后呈粉红色，3个唇瓣呈"品"字形排列，背侧的一个较大。唇瓣的内缘可见许多细小的齿。

成虫阻塞阑尾（病理标本）：由于蛔虫具钻孔习性，故常钻入阑尾并嵌在其中，导致蛔虫性阑尾炎。

2. 钩虫（hookworm） 十二指肠钩口线虫（*Ancylostoma duodenale*，十二指肠钩虫）、美洲板口线虫（*Necator americanus*，美洲钩虫）

（1）成虫 两种钩虫肉眼标本。虫体皆为乳白色，长圆柱形，长1cm左右，头部稍向背侧弯曲。雌虫尾部较尖、雄虫尾部膨大如伞状，称交合伞。两种钩虫区别如下：

①十二指肠钩虫 虫体前端与尾端均向背侧弯曲，略似"C"形。

②美洲钩虫 较十二指肠钩虫略小，虫体前端向背侧弯曲。尾端向腹侧弯曲呈"S"形。

（2）虫卵 镜下标本。先用低倍镜在较暗光线下找到虫卵：椭圆形，无色透明或稍带淡黄色，较蛔虫卵稍小，长×宽为（56～76）μm×（36～40）μm。换高倍镜观察，卵壳极薄，内含卵细胞。刚从人体排出的钩虫卵内多含4～8个卵细胞。粪便放置较久，卵细胞分裂增多可至桑椹胚期，有些已为幼虫阶段。在卵细胞与卵壳之间可见一圈明显空隙。

（3）口囊（mouth capsule） 镜下标本。

①十二指肠钩虫 两对透明钩齿位于口囊腹侧。

②美洲钩虫 一对半月形板齿位于口囊腹侧。

（4）交合伞 镜下标本。

①十二指肠钩虫 宽大于长，两根交合刺末端分开（侧面观），撑开时略呈圆形。

②美洲钩虫 宽大于长，两根交合刺末端合并，形成一倒钩（侧面观），撑开时略呈扁圆形。

（5）病理标本 钩虫附着小肠部位可见出血、渗血等病理改变。

3. 蠕形住肠线虫（*Enterobius vermicularis*，蛲虫，pinworm）

（1）虫卵 镜下标本。用低倍镜头对准玻片上的玻璃胶纸，在较暗的光线下观察，可见虫卵无色透明略呈椭圆形。长×宽为（50～60）μm×（20～30）μm。换高倍镜观察，虫卵外形不对称，一侧平坦，一侧凸起，两端稍尖圆。卵壳较厚、透明。刚排出的卵其内含物为蝌蚪状胚胎（tadpole - like embryo）。成熟虫卵内含一条蜷曲的线形幼虫（thread - like larva）。

（2）成虫

①雌虫　镜下标本。低倍镜观察虫体经染色后呈粉红色，体前端稍窄，尾部尖直细长。头部两侧有透明的头泡。食道后端呈圆球形的食道球。虫体的大部分被含卵子宫充满。

②雌雄成虫　肉眼标本。皆为乳白色，个体很小，似小白线头，俗称小白线头虫。雌虫较大，约1cm，尾部尖细而直，末端半透明。雄虫较雌虫小得多，为雌虫的1/3 ~ 1/2，尾部向腹面弯曲。

（二）各类线虫虫卵检查方法

粪便直接涂片法检查蛔虫卵

【实验材料】

生理盐水滴瓶、载玻片、盖玻片、棉棍、吸水纸、镊子、来苏水缸（大小各1个）。

【操作步骤】

1. 取1滴生理盐水滴在洁净的载玻片上，以棉棍蘸取极少量粪便在生理盐水中轻轻搅动混匀。

2. 将盖玻片自悬液的左侧外缘接触后再轻轻放下，注意勿使气泡产生。置显微镜下检查。

【注意事项】

1. 滴加生理盐水要适量，一般1滴即可。盖玻片盖好后应无气泡、无四处流溢。如液体过多可用吸水纸由一侧吸除。

2. 粪便的涂量勿太多，以免影响清晰度难以观察；也勿过少使虫卵的检出机会减少。涂片的厚薄以能透过玻片见到讲义上的字为度。

3. 污染棉棍与吸水纸放入指定器皿中，切勿随意乱放。

4. 涂片观察完毕，用小镊子将盖玻片推入小来苏缸内，载玻片投入大来苏缸内。

5. 实验完必须洗手。先在来苏水盆内洗1次，再用肥皂及自来水冲洗1次。

饱和盐水浮聚法检查钩虫卵

由于钩虫卵较饱和盐水比重小，能漂浮聚集在水面，故此法对钩虫卵的检出效果最好。也可用于检查蛔虫卵、鞭虫卵等其他线虫卵。

【实验材料】

饱和盐水滴瓶、盘尼西林小瓶、棉签、载玻片、盖片、来苏水缸。

【操作步骤】

1. 配制饱和盐水　将食盐徐徐加入盛沸水的容器中，同时不断搅拌，直到食盐不再溶解为止。100ml沸水需30 ~ 40g食盐（浓度约为37.5%，比重约为1.20）。将配好的饱和盐水装瓶备用。

2. 浮聚虫卵　先加少量饱和盐水于盘尼西林小瓶内，再取1g左右粪便（约黄豆粒大小）放入瓶中，用棉签搅拌，再加入适量饱和盐水。如有较大粪便残渣上浮应用棉签挑除，以免影响虫卵上浮。当饱和盐水接近瓶口时，改用滴管轻轻滴加，使液面略高于瓶口但不溢出为止。

3. 标本片制备　在瓶口轻轻覆盖载玻片，使之接触液面。如有气泡即为盐水少，可用滴管再滴加少许。静置 15～20 分钟，将载玻片提起并迅速翻转，防止玻片上的液体滴落，此时如有虫卵则集于载玻片之水膜上。盖上盖玻片，立即置低倍镜下检查，发现虫卵后换高倍镜观察。

透明胶带法检查蛲虫卵

雌蛲虫有在宿主肛周产卵的习性，故可用透明胶带法在肛周皱襞处粘取蛲虫卵。

【实验材料】

透明胶带、载玻片、棉签、二甲苯等。

【操作步骤】

1. 标记　取透明胶带 1 条（长×宽为 6cm×1.5cm），以能贴在载玻片上为度。

2. 取样　将胶带一端揭起，贴于受检者肛门皱褶处，用棉签轻轻按压，使胶带与肛周皮肤贴紧。取下胶带，复贴在载玻片上。

3. 镜检　光学显微镜下观察，可滴加少许二甲苯，使虫卵透明易见。

【注意事项】

1. 检查虫卵时以夜间入睡后 2～3 小时至清晨未解大便前为宜。

2. 将胶带贴于载玻片时应尽量贴平整，不要出现皱褶或气泡，以免影响检查结果。

（三）钩蚴培养法

钩虫卵在一定温度、湿度条件下可自行孵化出钩蚴。此法操作简单、阳性率高（约是粪便涂片法的 7.2 倍），尤其适用于无显微镜设备、条件较差地区对钩虫病的诊断。

【实验材料】

试管、剪刀、滤纸、吸管和棉签等。

【操作步骤】

1. 试管、滤纸准备　取清洁试管（1cm×10cm）1 支，加入 1.5～2.0ml 冷开水。将滤纸剪成与试管内径等宽而较试管略长的纸条，用铅笔在纸的上端写明受检者姓名或编号及日期。

2. 加粪便　用棉签挑取约 0.4g 粪便，均匀地涂在纸条的上部 2/3 处。将纸条插入含有冷开水的试管内，使涂有粪便的一面朝向管心，下端浸入水中，但勿使粪便接触液面。

3. 孵育　将试管放入 25℃～30℃温箱内孵育。每天从滤纸的对面沿试管壁添加少量清水，以保持液面高度。3～5 天后，可见试管底部有做蛇形运动的钩蚴。

注意事项：①气温低于 15℃时，对钩虫卵的发育不利，故此时所取粪便应及时做培养。②滤纸条要用剪刀剪，不能用刀裁，以免纸纤维落入水中与钩蚴混淆。③钩蚴孵出后，有一部分仍停留在滤纸上。检查前，可先将试管隔水浸在 40℃～45℃温水中 20分钟，使幼虫移至水中，提高检出率。④操作中应防止感染。检查完毕后应将纸条和试管浸于沸水中以杀灭钩蚴。⑤送检的粪便一定放在清洁处，切勿混入土壤中其他线虫的幼虫。

（四）蛔虫感染鼠的肺组织压片检查蛔蚴

【实验材料】

1. 活体雌蛔虫 1 条。

2. 2% 甲醛液、滤纸。

3. 昆明小鼠，体重 18~22g，雌雄不限。

4. 玻片、载玻片、手术剪、镊子。

【实验步骤】

1. 感染性蛔虫卵的培养　在小培养皿上铺一层滤纸，以 2% 甲醛液湿润。从蛔虫的子宫末端取出蛔虫卵，均匀地放在上述滤纸上，培养皿加盖，置于 25℃ 温箱中。约 3 周后，用高倍镜观察卵的形态，基本与受精卵相同，但卵内含有一活动的线状幼虫。

2. 感染小鼠　先将小鼠饿一天，挑取一团似米粒般大小的感染性蛔虫卵与饲料混匀，饲喂小鼠使其感染。

3. 感染鼠肺组织压片检查蛔蚴　感染后第 7~12 天将小鼠剖杀，取出肺组织，用剪刀剪下一小片，放在两个载玻片之间，轻轻加压，在低倍镜下可观察到活跃的蛔虫幼虫。

【自学内容】

1. 钩虫丝状蚴（*Filariform Larva*）　活体或固定保存的标本。活体细长，无色透明。固定染色后呈粉红色。虫体外表光滑，并被有一层鞘膜。口孔封闭，尾端尖细。丝状蚴为钩虫的感染阶段。

2. 毛首鞭形线虫（*Trichuris trichiura*，鞭虫，whipworm）

（1）鞭虫卵

镜下标本　低倍镜观察，虫卵黄褐色，形似腰鼓，长×宽为（50~54）μm×（22~23）μm。换高倍镜观察，卵的两端各有一透明塞状突起；卵壳厚，内含 1 个卵细胞。

（2）成虫

①雌雄成虫肉眼标本　虫体乳白色，体长为 3~5cm，头细尾粗，外形似马鞭。雌虫较长，尾端钝圆而不卷曲；雄虫较小，尾部向腹面卷曲。

②鞭虫寄生在肠黏膜病理标本　鞭虫以其细线状的头端插入肠黏膜，尾端粗大部分悬挂于肠腔中。由于吸食宿主血液，故体内为黑褐色。

【实验报告】

1. 绘受精蛔虫卵彩图并标注：蛋白质膜、半月形空隙、屈光颗粒、受精卵、卵壳、卵细胞。

2. 绘钩虫卵图并标注：卵壳、卵细胞、卵黄细胞。

3. 绘蛲虫卵图并标注：卵壳、蝌蚪状胚胎、线形幼虫。

【思考与讨论】

1. 蛔虫病为什么流行广泛、感染率高？蛔虫感染的并发症有哪些？

2. 阐明钩虫导致人体贫血的机理及钩虫病的病原学诊断方法。

3. 结合生活史，阐明蛲虫病的实验诊断方法及应用时的注意事项。

4. 鞭虫成虫寄生在人体何处？对人体的主要危害是什么？

5. 粪便中可查到的寄生虫卵有哪些？各有何形态特征？

七、肠道绦虫和吸虫

【目的与要求】

1. 掌握猪带绦虫和牛带绦虫的虫卵、成虫、头节和孕节的形态特征并能区分两者。

2. 掌握猪囊尾蚴的形态和寄生部位；结合病理标本，认识其生活史与感染、致病的关系。

3. 认识姜片虫的虫卵、成虫形态和结构特点，认识其中间宿主，掌握其感染途径及对人体的致病作用。

（一）形态观察

1. 链状带绦虫（*Taenia solium*，猪带绦虫）

（1）镜下标本

①虫卵　先用低倍镜找到圆形棕色的不完整带绦虫卵（incomplete egg），再换高倍镜观察。虫卵外层是胚膜（embryophore），棕褐色，很厚，有放射状条纹。胚膜内有一个六钩蚴（hexacanth larva）。新鲜虫卵内的六钩蚴可见有 6 个小钩（hooklet）。因虫卵固定时间较久或因位置关系，有时仅见 3~4 个小钩。完整虫卵在胚膜外有一层薄而无色的卵壳；在卵壳和胚膜之间含无色透明液体。卵内有卵黄细胞或卵黄颗粒。卵壳因很薄，在排出宿主体外时多已破碎脱落，或仅见其残余部分。

②妊娠节片（gravid proglottid）　肉眼观察子宫侧枝，从主干基部算起，每侧有7~13 支，平均 9 支。

③头节（scolex）　低倍镜下头节呈圆球形，染成粉红色；可见 4 个杯形吸盘，顶部有 1 个向前的顶突，其上有 2 圈小钩，共 25~50 个。

④囊尾蚴（cysticercus）　低倍镜下囊尾蚴被染成粉红色，呈椭圆形，或不规则形。头节盘曲在囊内，上有顶突、小钩及 4 个吸盘。囊内可见有颜色较暗、颗粒状的石灰小体（calcareous body）。

⑤成熟节片（mature proglottid）

雄性生殖器官：睾丸呈小滤泡状，数目很多，分布在节片两侧。每个睾丸各发出 1 个小管，各小管集中为输出管，后接输精管。在管的后方有膨大的储精囊，开口于侧缘的生殖腔。

雌性生殖器官：子宫呈盲端长管状，位于节片的中部。卵巢分三叶，两侧为两个大叶，另有一小叶位于阴道和子宫之间。节片下端中部有一堆染成粉红色的卵黄腺。阴道和输精管平行，一端与卵黄腺相通，另一端开口于节片侧缘的生殖腔。生殖腔位于节片侧缘，或左侧，或右侧。

（2）肉眼标本

①成虫　体长为 2~4m，乳白色、半透明。头节小，为圆球形，后接颈节。颈节后为短而宽的未成熟节片。成熟节片仍然宽大于长。妊娠节片长大于宽，可见子宫分枝。

②囊尾蚴　由受染器官剥离，呈圆球形、半透明、乳白色。囊内充满液体，并有一小白点为幼虫头颈节。此时不能区分是猪带绦虫或牛带绦虫。

③人工孵出头节的囊尾蚴　可见头颈部分伸出囊外。

（3）病理标本　观察感染猪带绦虫囊尾蚴的器官，见寄生于肌肉、心脏、舌、脑、眼等器官里的囊尾蚴，呈乳白色椭圆形，囊内有一个白点，为内缩的幼虫颈节。

2. 肥胖带绦虫（*Taenia saginata*，牛带绦虫）

（1）镜下标本

①妊娠节片　肉眼观察其形态类似猪带绦虫孕节，但较大。子宫主干基部分支数每侧 15 支以上，平均为 17~30 支。

②头节　低倍镜观察头节近似方形，具有 4 个杯状吸盘，无顶突及小钩。

③成熟节片　卵巢分两叶，其他构造同猪带绦虫。

④囊尾蚴（cysticercus bovis）　低倍镜观察，其形态与猪带绦虫囊尾蚴相同，区别为头节上无顶突及小钩。

（2）成虫肉眼标本　体长 4~8m，乳白色，节片肥厚、不透明。妊娠节片内可见到分支的子宫。头节呈方形。余同猪带绦虫。

（二）猪肉中囊尾蚴的剥离和压片检查

【实验材料】

米猪肉、眼科镊和剪刀、载玻片、滤纸条、搪瓷盘等。

【操作步骤】

1. 查找并剥离囊尾蚴　查找猪肉内疑似囊状的白色小泡，用剪刀和镊子仔细剥离纤维囊壁。注意不要刺破囊壁。

2. 压片　将囊尾蚴取出，放在两张载玻片之间，放两条小滤纸条防止囊状物滑落并吸收囊液。用力压平两张载玻片，将囊体挤破压扁。

3. 镜检　低倍镜下检查，如见有小钩、吸盘等构造即为囊尾蚴。

注意事项：检查完毕，用镊子将头节推到盛有来苏液的小缸内并及时洗手和消毒器皿，以防误食感染。

（三）猪带绦虫的妊娠节片检查

妊娠节片可从链体自行脱落随宿主粪便排出体外，因此检查患者粪便中是否有妊娠节片即可诊断绦虫感染。

【操作步骤】

1. 查找粪便中节片　观察病人粪便，查找有无长方形、乳白色的节片。

2. 压片并观察节片 用镊子将节片取出后用生理盐水洗净，放在载玻片上。另取一张载玻片轻轻压在节片上，用细线缠绕玻片两端以固定。对光肉眼观察，根据节片内子宫分枝情况确定是哪一种绦虫。

3. 注射墨汁 上述观察不能分辨时，可用小注射器将墨汁自节片末端中部注入子宫内，由此即可观察子宫分枝数目。

注意事项：检查后，玻片及镊子必须消毒处理，以杀死虫卵；并认真洗手以防感染。

【自学内容】

1. 微小膜壳绦虫（*Hymenolepis nana*，短膜壳绦虫）

（1）虫卵 镜下标本。用低倍镜在较暗的光线下找到卵圆形、无色透明的虫卵，然后换高倍镜观察。虫卵有两层膜：外层为卵壳，内层为胚膜，二者间有稠厚透明的液状物。胚膜的两端各有一增厚的小突，从小突发出 4～8 根丝状物（filament substance）盘曲于卵壳和胚膜之间。胚膜内含有一个六钩蚴，其上有 6 个小钩。有时因虫卵位置变化不能如数见到。

（2）成虫

①镜下标本 低倍镜观察，虫体头节呈菱形，具有 4 个吸盘和顶突。顶突内缩或伸出，上有一圈小钩。全部体节皆为短宽状。

②肉眼标本 体扁平，乳白色，前窄后宽，顶端稍膨大为头节。

2. 布氏姜片吸虫（*Fasciolopsis buski*，肠吸虫，intestinal fluke） 生活史各期镜下标本。

（1）虫卵 为寄生人体最大的蠕虫虫卵，长×宽为（130～140）μm×（80～85）μm。先用低倍镜找到椭圆形、淡黄色的虫卵，再换高倍镜观察。卵壳很薄，卵的前端有一不明显的盖，卵内含 1 个卵细胞和多个卵黄细胞（yolk cell）。固定标本中卵黄细胞边界不清。

（2）成虫 体扁平，长为 3～5cm，外形如叶片较肥厚。新鲜虫体呈肉红色，固定后为灰白色。解剖镜观察，在虫体前端顶部可见较小的口吸盘（有时不显著）。口吸盘之后为漏斗状的大而明显的腹吸盘。两吸盘距离很近。肠管分枝并在虫体两侧各形成 4～6 个弯曲；至虫体后端以盲端告终。睾丸 1 对，呈分枝状。阴茎袋呈长袋状，开口于腹吸盘前缘生殖腔。卵巢 1 个，呈分枝状，位于睾丸之前。卵黄腺发达，分布在虫体两侧。子宫盘曲于卵巢和腹吸盘之间。

（3）雷蚴（Redia） 袋状，体前端有咽和原始消化管，体内含胚细胞（具有繁殖功能的细胞），可以发育为第二代雷蚴或尾蚴（cercaria）。

（4）中间宿主及媒介

①中间宿主 扁卷螺 淡黄色，形如蜗牛，扁平，表面光滑。

②生物媒介 水红菱、荸荠。

表 4-8 各种蠕虫每条雌虫的每日排卵数

虫 科	产卵数（平均数）	虫 科	产卵数（平均数）
华支睾吸虫	1600~4000（2400）	姜片虫	15000~48000（25000）
卫氏并殖吸虫	10000~20000	日本血吸虫	1000~3500
猪带绦虫	30000~50000/孕节	牛带绦虫	97000~124000/孕节
十二指肠钩虫	10000~30000（24000）	美洲钩虫	5000~10000（9000）
蛔虫	234000~245000（24000）	鞭虫	1000~7000（2000）

【实验报告】

1. 绘猪带绦虫不完整虫卵彩图并标注：胚膜、小钩、六钩蚴、不完整带绦虫卵。

2. 绘肠吸虫虫卵彩图并标注：卵壳、卵细胞、卵黄细胞、卵盖。

【思考与讨论】

1. 猪带绦虫卵是如何离开人体的？

2. 链状带绦虫和肥胖带绦虫的生活史有何区别？

3. 姜片虫通过何种途径感染人体？对人体有何危害？

综合性实验 5　泌尿生殖道感染常见病原生物的实验室检查

【教学内容】

1. 形态观察：淋球菌、白假丝酵母菌、衣原体包涵体。

2. 操作：阴道毛滴虫检测。

3. 泌尿生殖道感染的常见病原生物、梅毒螺旋体的血清学检查。

4. 病例讨论。

一、泌尿生殖道感染常见细菌和真菌

本实验要求掌握淋球菌、白假丝酵母菌、衣原体包涵体和支原体菌落的形态特征；熟悉引起泌尿道和性传播疾病的常见原核和真核生物种类，了解其诊断方法；了解梅毒螺旋体的血清学筛查和确证实验方法及原理。

病例 1　某女 39 岁，尿急、尿频、尿痛伴有白带异常 1 周余。

患者 1 周前自觉外阴瘙痒，白带增多呈脓性，小腹坠胀，继而出现小便次数增加，有尿不尽感，同时出现尿痛，在家自用"洁尔阴"坐浴未见好转。近 3 天出现低热、小腹坠痛。其夫在一次不洁性交后患尿道炎就医诊断为淋病（gonorrhea）。查体：情绪低落，T 37.1℃；左侧腹股沟扪及 3 个黄豆大小淋巴结，无明显压痛；外阴潮红，脓性分泌物自阴道口流出；阴道壁、子宫颈充血，阴道内大量脓性分泌物；尿道充血，压迫尿道见脓性分泌物。

讨论：请结合所学知识，分组讨论该病人可能感染了何种病原微生物？

病例 2　浏阳市 26 岁一女性，婚后 2 年不孕。

患者婚前未行婚检。婚后2年未采取任何避孕措施而不孕。白带量稍多,色微黄,无明显异味。偶有外阴瘙痒及尿频、尿急、尿痛。其夫婚前曾患尿道炎,口服消炎药后好转,婚后时有复发。查体:T 36.8℃。妇科检查:外阴及阴道正常;宫颈轻度糜烂有少许脓性分泌物,双附件增厚,轻压痛,未触及包块。患者丈夫尿道口轻微红肿,挤压尿道口有少许稀薄浆液性分泌物流出。实验室检查:尿常规 WBC 7 个/HP。白带涂片滴虫及真菌 (−)。患者宫颈拭子和其夫尿道拭子采用酶免疫分析法(EIA)和培养法检查沙眼衣原体均 (+);淋球菌涂片及培养 (−)、支原体培养 (−)。

讨论:请结合所学知识,分组讨论该病人可能感染了何种病原微生物?

病例3 沙市23岁女性,外阴部及周身皮疹1月余,淋巴结肿大1周。

患者首先自阴唇出现一花生米大小的隆起性皮疹,抓破后致糜烂,自用"洁尔阴"洗液,数日后自愈。3月后发现躯干散在皮疹,皮肤科诊断"玫瑰糠疹"予口服"扑尔敏"、外用"止痒洗剂"治疗无效。继之颜面及四肢出现皮疹伴颌下、颈、腹股沟淋巴结肿大,轻压痛。皮肤科诊断"麻疹"。发病初期有排尿不畅、轻度尿痛,自用"头孢"类药物治疗后消失。患者1年内有多个性伴侣。查体:躯干、四肢、面部、掌跖部对称分布的圆或椭圆形红斑性皮疹,直径多为1~3cm,边界清楚;肛周及外阴有隆起性丘疹呈疣状或乳头状,表面糜烂有少许渗出液;口腔黏膜有数个略高于黏膜面的灰白或乳白色斑片,周围有暗红色浸润,表面糜烂伴少许渗血;双侧下颌、颈前、腹股沟处触及多个淋巴结肿大如拇指头大小并有轻压痛。实验室检查:①宫颈分泌物衣原体酶免疫检查 (+);②快速血浆反应素(RPR)试验 (+);③荧光梅毒螺旋体抗体吸收(FTA−ABS)试验 (+);④梅毒螺旋体血凝(TPHA)试验 (+),滴度1:1280;⑤暗视野显微镜检查皮疹处组织渗出液未见梅毒螺旋体。

讨论:请结合所学知识,分组讨论该病人可能感染了何种病原微生物?

(一)形态学观察

1. 淋球菌(*Gonococcus*) 革兰染色标本,油镜观察。注意其形态为肾形、成双排列,革兰染色阴性。若为感染分泌物涂片,可见细菌被嗜中性粒细胞吞噬在胞浆内。

2. 白假丝酵母菌(*Candida albicans*) 革兰染色或棉蓝染色标本,低倍镜找到视野后换高倍镜观察,其孢子形态为椭圆形,革兰染色阳性。注意是否有出芽形成的假菌丝。

3. 衣原体(*Chlamydia*) 感染上皮细胞姬姆萨(Giemsa)染色片,油镜观察。细胞胞浆呈淡红色,核紫色,注意胞浆内的嗜碱性包涵体(inclusion)呈深紫色致密结构。

4. 支原体(*Mycoplasma*) 支原体菌落在姬姆萨染色后低倍镜下可见菌落呈典型"油煎蛋"状,菌落边缘整齐,较透明,颜色较浅,菌落中心致密,呈蓝紫色。

(二)淋病奈瑟菌培养及氧化酶试验

淋病奈瑟菌(淋球菌)营养要求高,常用巧克力色血琼脂平板进行培养,在初次分离时须供给 5% CO_2 才能生长良好。其最适生长温度为 35℃ ~ 36℃，孵育 48 小时后形成凸起、圆形、灰白色、直径 0.5 ~ 1.0mm 的光滑型菌落。淋球菌在生长过程中可产生大量的氧化酶，能将无色的氧化酶试剂（0.5% ~ 1% 新配制的盐酸四甲基对苯二胺水溶液）氧化成红色的醌类化合物，淋病奈瑟菌菌落的颜色可变成紫红色乃至黑色。

【实验材料】

1. 巧克力色血平板、急性淋病患者尿道口脓液或前列腺液（女性阴道后穹隆分泌物）。

2. 氧化酶试剂（0.5% ~ 1% 新配制的盐酸四甲基对苯二胺水溶液）。

【操作步骤】

1. 用接种环挑取待测标本，采用分区划线法接种至巧克力平板上，将平板置于 5% CO_2 培养箱中连续培养 24 小时。

2. 从培养箱中取出血琼脂平板，在超净工作台中观察淋球菌在平板中菌落特点：注意淋球菌菌落的形态、大小、颜色、边缘及透明情况。

3. 淋病奈瑟菌氧化酶试验：在混有杂菌的淋病奈瑟菌分离平板上，用 0.5ml 的吸管在可疑灰白色小菌落上滴加氧化酶试剂 2 ~ 3 滴。

【实验结果】

在血琼脂平板上淋球菌呈凸起、圆形、灰白色、直径 0.5 ~ 1.0mm 的光滑型菌落。滴加氧化酶试剂后菌落变成红色即为氧化酶阳性菌。氧化酶试验对早期快速诊断淋病有一定意义。根据菌落特征，菌体形态及氧化酶试验阳性可初步诊断淋球菌。

【注意事项】

1. 氧化酶试剂在空气中易氧化，故应新配制，冰箱保存使用不超过 2 周。

2. 若要分离培养淋球菌，应在菌落变黑之前，迅速挑取少许菌落转种一个血平板。否则，菌落一旦变黑，多数菌即死亡。

（三）梅毒血清学诊断

快速反应素环状卡片试验

快速反应素（rapid plasma reagin，RPR）是梅毒螺旋体有共同抗原的牛心肌类脂抗原，将其吸附在碳粒上，与待测血清中梅毒螺旋体抗体结合，则出现肉眼可见的碳粒凝集。此法快速、简便，不需显微镜，可进行半定量检测，适用于梅毒感染的筛选。

【实验材料】

1. 待测血清标本、阳性控制血清、阴性控制血清。

2. RPR 试剂盒。

【操作步骤】

1. **加血清** 取待测血清、阳性血清、阴性血清各 50 ~ 100μl 加入纸卡片的各圆圈内。

2. **加 RPR 抗原** 在每份血清上滴加 1 滴 RPR 抗原。

3. **反应** 旋转摇动卡片 8 分钟，立即用肉眼观察结果。

【实验结果】

1. 定性　阳性血清在 RPR 白色底板上出现明显的黑色炭粒凝集和絮状。

2. 半定量　阳性标本可将血清做 1∶2～1∶32 等稀释度后再重复上述定性实验。

荧光密螺旋体抗体吸收试验

荧光密螺旋体抗体吸收试验（fluorescent treponemal antibody absorption，FTA－ABS）是将待测血清先与非致病性密螺旋体作用以去除非特异性抗体，然后与载玻片上的梅毒螺旋体结合，再加入荧光素标记的羊抗人 IgG 抗体，在荧光显微镜下观察发荧光的梅毒螺旋体。此法用于 RPR 筛查阳性标本的确证试验。

【实验材料】

1. 待测血清标本、阳性对照血清、阴性对照血清。

2. FTA－ABS 试剂盒、PBS 液、荧光显微镜、载玻片。

【操作步骤】

1. 制备抗原片　用 Nichols 株梅毒螺旋体（每高倍视野 20 条）抗原悬液在载玻片上涂数个直径为 5mm 的菌膜，干后用甲醇固定。

2. 待测血清吸收　取 50μl 已灭活（56℃ 30 分钟）待测血清与 200μl 吸附剂（非致病密螺旋体 Reiter 株提取物）混匀，37℃ 30 分钟，以去除非特异性抗体。

3. 血清稀释并加样　将吸收后血清用 PBS 做 1∶20～1∶320 倍比稀释，取各稀释度血清分别滴加于抗原片菌膜上，置湿盒内 37℃ 30 分钟，洗片（浸在 PBS 中，5 分钟/次，换液 3 次），吸水纸吸干。

4. 加荧光抗体　在各菌膜上滴加抗人 IgG 荧光抗体，置湿盒 37℃ 30 分钟，同法洗片，干后用甘油缓冲液封片。

5. 荧光显微镜观察　每次试验设阳性、阴性、非特异性血清对照。阳性对照可见多数荧光菌体（高倍视野 15 条）；阴性对照无荧光菌体或偶见荧光菌体；并以此为参照做出待检标本的判定。

【实验结果】

1. 阳性　参照阳性标准血清的荧光强度判定结果。"＋＋"～"＋＋＋＋"可确证为梅毒螺旋体感染。

＋＋：每高倍视野半数（10 条左右）出现荧光。

＋＋＋：多于半数（15 条左右）呈荧光。

＋＋＋＋：全部（约 20 条）出现强荧光。

2. 阴性或可疑　参照阴性对照血清判定阴性结果为"－"或"＋"；参照非特异性血清的荧光强度判定"可疑"结果为"＋＋"或"＋"。

【思考与讨论】

1. 引起性传播疾病（STD）的病原生物还有哪些？

2. 淋球菌与其他化脓性球菌相比，有何特点？

二、泌尿生殖道感染常见原虫——阴道毛滴虫

本实验的目的旨在识别阴道毛滴虫滋养体活体形态与活动特点，了解滋养体的基本结构；结合上次实验，总结引起泌尿生殖道感染的病原生物种类和各自的主要特点及临床快速诊断的检测方法。

（一）形态观察

阴道毛滴虫（*Trichomonas vaginalis*） 滋养体姬姆萨染色标本，油镜观察。注意虫体形态呈梨形或宽椭圆形，体长达 30μm，宽为 10~15μm。胞质蓝色。虫体前部有一较大紫红色细胞核，核前方是深紫色的基体，由此生出 5 根鞭毛，4 根在前为前鞭毛，1 根向后，沿波动膜边缘延伸。波动膜长度为虫体的 1/3~1/2。1 根轴柱为纤细的、由前向后纵贯虫体并于末端伸出体外。细胞质中可见许多蓝色的染色质粒（chromatic granules）。

（二）观察阴道毛滴虫滋养体活体标本

【实验材料】

1. 阴道毛滴虫培养物。

2. 载玻片、盖玻片、来苏水缸。

【操作步骤】

1. 制备涂片 用滴管从培养管底部吸取 1 小滴培养液滴在载玻片上，盖上盖片。

2. 镜检 低倍镜下用弱光观察，可见许多无色半透明、运动活泼的圆球形虫体。换高倍镜观察，滋养体为梨形，4 根前鞭毛成束并不断转动，波动膜（undulating membrane）做波浪状运动，使虫体向前移动。如在保温条件下（35℃~37℃）观察，活动特点更为显著。

（三）检测患者阴道毛滴虫

【实验材料】

1. 待测阴道拭子标本。

2. 瑞氏或姬氏染液、甲醇、生理盐水、载玻片、盖玻片。

【操作步骤】

1. 涂片 以无菌棉签在阴道后穹隆、子宫颈及阴道壁拭取分泌物，在滴有生理盐水的载玻片上涂成混悬液，覆以盖玻片镜检，可查到活的滋养体。

2. 染色 取阴道分泌物做生理盐水涂片，晾干后甲醇固定，用瑞氏或姬氏染剂染色后镜检。涂片染色法除观察阴道滴虫外，还可根据白细胞和阴道上皮细胞的数量判定阴道清洁度。

注意事项：冬季检查要注意保温，以增加阴道毛滴虫的活动能力，使之更易与其他细胞鉴别。

【思考与讨论】

1. 阴道毛滴虫滋养体的形态与活动有何特点？

2. 可引起泌尿生殖道感染的病原生物种类有哪些？如何区别这些不同的病原生物？

综合性实验6　皮肤创伤及血液感染常见的病原生物实验室检查

【教学内容】

1. 形态观察　化脓性球菌、绿脓假单胞菌、破伤风梭菌、产气荚膜梭菌、原虫、线虫、绦虫、蠕形螨虫。

2. 实验操作　①疟原虫感染鼠血膜涂片、染色及镜下形态观察。②动物横纹肌压片观察旋毛虫幼虫。③蠕形螨虫的取材及检查。

一、化脓性球菌和绿脓假单胞菌、破伤风梭菌、产气荚膜梭菌

【目的及要求】

1. 认识细菌的基本形态与特殊构造。

2. 了解引起化脓性感染和创伤感染的常见细菌形态。

【形态观察】

1. 葡萄球菌、链球菌、绿脓假单胞菌革兰染色标本片，油镜观察注意细菌形态大小、排列及染色特性的异同。

2. 破伤风梭菌芽胞染色标本片：观察芽胞的形态、位置（芽胞圆形，宽于菌体，位于菌体顶端，形似火柴头）。炭疽杆菌革兰染色片，油镜观察菌体形态、芽胞位置（菌体两端平切，链状排列如竹节状，芽胞圆形，位于菌体中央，不宽于菌体）。

3. 产气荚膜梭菌：牛奶培养物观察汹涌发酵现象。

【动物实验】

1. 产气荚膜梭菌动物试验　用无菌注射器自疱肉培养基中吸取产气荚膜梭菌培养液 0.2～1.0ml 注入小白鼠腹腔（或静脉内），5 分钟后将动物杀死，放于 37℃ 温箱中培养 5～8 小时，观察动物有无膨胀气肿现象。

2. 小白鼠破伤风梭菌外毒素、抗毒素中和试验　①用无菌注射器 3 只，分别吸取破伤风梭菌外毒素或破伤风梭菌液体培养物（适当稀释）、破伤风抗毒素和破伤风类毒素各为 0.2ml。②用右手轻拉鼠尾，使其爬行于鼠罐盖上，再用左手拇指及食指自其背部由后向前抓住小白鼠的耳朵与头皮，鼠体被固定于左手掌中，此动作要迅速。将左手翻转，使小白鼠腹部朝上，以左手小指和手掌夹住其尾巴，无名指和小指夹住左后腿，即固定了小白鼠，然后，注射部位用碘酒、酒精棉球消毒。将固定好的小白鼠于左后腿肌肉注射（按下表所列注射）。注射后做好标记。③每天观察试验后小白鼠有无后肢及尾巴强直及死亡现象；在观察期间，小白鼠予以正常饲养（食料，蔬菜，水等），准确记录实验结果。

表 4 - 9　破伤风杆菌毒素中和试验

动物	外毒素（ml）	抗毒素（ml）	类毒素（ml）	结果
1	0.2	0.2	—	
2	0.2	—	—	
3	0.2		2 周前免疫	
4	0.2	—	0.2	

二、疟原虫检测

【目的与要求】

1. 掌握并鉴别薄血膜涂片中两种疟原虫的形态特征。

2. 掌握薄血膜涂片法及姬氏染色法与瑞氏染色法的技术操作技术。

3. 了解厚血膜涂片中疟原虫形态特征。

【病例摘要】

湖南沅江男性患者，50 岁。近 1 周来间断发热入院治疗。

患者 6 天前下午起突然寒战、发热（T 38℃），晚上退热。入院前 2 天再次出现上述症状。两次发作之间体温正常。门诊：医师诊断为"流行性感冒"，治疗无效。入院检查：急性重病面容，T 40.5℃，BP 19.42/11.97kPa（146/90mmHg），HR 120 次/分钟，R 20 次/分钟，左肺可闻及少量啰音，脾可触及、质柔软。实验室检查：Hb 140g/L，血沉 14mm/h，WBC 6.65×10^9/L，中性粒细胞 0.80，淋巴细胞 0.20。血液涂片检查发现某种寄生虫。入院后 4 小时患者未做任何处理即退热。

【形态观察】

1. 薄血膜涂片法　先在显微镜低倍镜下血膜片中红细胞，选红细胞均匀排列成单层的部位，换油镜观察。

（1）间日疟原虫　在油镜下观察间日疟原虫红细胞内期环状体（核 1 个较圆，紫红色；细胞质为蓝色，中央有一空泡）、大滋养体（核仍为 1 个，细胞质增多可见疟色素，细胞表面出现薛氏小点）、裂殖体（未成熟裂殖体核分裂为 2 个以上，疟色素增多，胞质未分裂；成熟裂殖体核数目 12～24 个，细胞质也开始分裂，并包绕细胞核形成裂殖子）、配子体（有雌雄之分，雌虫较大，细胞质深蓝色，核 1 个小而致密；雄虫体积较小，核 1 个大而疏松）。

（2）恶性疟原虫　油镜下观察恶性疟原虫环状体（虫体较小，1 个虫体可见 2 个核，2 个以上的环状体寄生在 1 个红细胞内）和配子体（呈腊肠形或新月形，胞质均匀，核较大，位于虫体中央，疟色素堆聚，覆于核上或分布于核周围）形态。

2. 厚血膜涂片法　经溶血后红细胞已经破坏，只剩散在的各期疟原虫。一个视野可见较多虫体，包括滋养体、裂殖体和配殖体，虫体形态不典型，可见紫红色的核、蓝色的胞质及黄色的疟色素。注意涂片中尚可见到紫蓝色的白细胞核，应认真观察与虫体的区别。

【实验材料】

1. 感染疟原虫小白鼠。

2. 眼科结膜剪、载玻片、瑞氏染液、PBS 缓冲液、蒸馏水、滴管、蜡笔。

【操作步骤】

1. 薄血膜涂片法

（1）选推片　选取一张边缘光滑的载玻片做推片。

（2）推片　将感染小鼠尾末端剪断，挤出 1 滴血，于载玻片右侧端，左手拇指和中指分别夹持已滴有血的载玻片，右手将选好的推片置于载玻片右端，并与滴血接触，载玻片与推片呈 30°～45°夹角，快速均匀地向前推成薄血膜（推至载玻片左侧的 1/3），使血膜末端呈扫帚状。

（3）干燥固定及染色　待血膜自然干燥后，即行固定、染色。

注意事项：载玻片应清洁无油；推片时夹角不能过小，过小血膜会过薄，夹角过大血膜则过厚；推片速度要适当，过快血膜厚，过慢血膜则薄。

2. 厚血膜涂片法

（1）取一大滴血置于载玻片左侧端 1/3 处，以推片的一角由内向外旋转，将血膜扩成 1cm 左右的厚血片。

（2）自然干燥：一般过夜才干透。

（3）溶血：将血膜置于蒸馏水中使之溶血，血膜呈灰白色。干后固定染色（方法同薄血膜）。

注意事项：厚血膜涂片不能反复涂抹；血膜厚度以血片放在书本上，刚可见字迹为宜。

3. 染色

（1）吉姆萨染色法

①固定　在已制备好的血膜片上滴数滴纯甲醇，固定数秒。

②染色　血膜片上滴加用缓冲液稀释的吉姆萨染液（PBS 缓冲液 pH 7.0～7.2，PBS 缓冲液与染液稀释比例 9：1），室温染 20～30 分钟。

③冲洗　用 PBS 缓冲液轻缓地从玻片一端冲去染液（玻片染液事先不倒掉），玻片斜置待干，干后用油镜观察。

注意事项：切勿用水直接冲洗染片。

（2）瑞氏染色法

①染色固定　用蜡笔在已涂好的血膜片上划出染色区，快速滴加 5～10 滴瑞氏染色液（内含甲醇）覆盖于染色区（即全部覆盖血膜）30 秒～1 分钟（注意勿使染料干燥）。

②染色　滴加等量蒸馏水并轻轻摇动载玻片，使蒸馏水和染液混合均匀，此时出现一层铜色浮膜，3～5 分钟后，用流水缓慢从玻片一端冲洗，晾干，用油镜观察。

综合性实验 7 血吸虫感染小鼠及病理学观察和诊断方法

【教学内容】

1. 血吸虫尾蚴孵化。

2. 血吸虫感染小鼠及感染鼠的解剖及观察。

3. 粪便直接涂片法、毛蚴孵化法及环卵沉淀试验诊断血吸虫感染。

一、血吸虫尾蚴感染小鼠及小鼠病变现象观察

通过本实验了解日本血吸虫的感染方式和途径，认识感染后的肝、肠病理学改变。通过血吸虫感染小鼠、诊断和病理学观察等一系列综合性实验，了解病原生物的致病性和免疫性，学习实验动物感染模型的建立方法，为今后的科研工作奠定基础。

（一）血吸虫尾蚴感染小鼠

【实验材料】

1. 血吸虫感染钉螺、小鼠。

2. 钢网、三角烧瓶、镊子、刀片、棉签、盖玻片、小鼠固定板、接种环等。

【操作步骤】

1. 尾蚴逸出 将阳性钉螺数个放到 50ml 三角烧瓶中，杯中灌注冷开水至液面离瓶口约 1cm。将铜丝网覆盖在瓶口上，以防钉螺爬出。将烧瓶置温箱内，25℃孵育 4～12 小时，尾蚴陆续逸出，浮出水面。

2. 感染小鼠

（1）备皮 将小鼠四肢缚在固定板上，腹部朝上。用刀片刮去腹部约 2cm×2cm 面积内的腹毛，用棉签蘸水湿润皮肤。

（2）感染 用接种环自三角烧瓶水面挑取尾蚴置于盖玻片上，在解剖镜下计数 40～50 条尾蚴。用镊子夹取载有尾蚴的盖玻片翻转贴于小鼠腹部剃毛处，使尾蚴与皮肤接触，同时在盖玻片与皮肤之间滴加数滴清水保持湿润。

注意事项：水量不可过多，以免流淌；冬季应设法保持室温在 25℃左右。20～30 分钟后用镊子取下盖玻片。

（二）感染小鼠的解剖和病变观察

【实验材料】

感染病鼠 1 只、注射器、剪刀、玻璃片、解剖针、生理盐水、小培养皿、双筒解剖镜。

【操作步骤】

1. 观察尾蚴性皮炎 仔细观察小鼠局部皮肤有无红斑和丘疹。将小鼠松绑、笼内饲养。登记接种日期和尾蚴数。

2. 解剖小鼠 感染后 42 天左右解剖小鼠。

将感染病鼠颈椎脱臼致死。用剪刀自剑突向下剪开皮肤及肌肉，做长约1cm的切口，打开腹腔即可看到病鼠的肝脏和肠等器官。

3. 观察病变脏器 在病鼠门静脉系统可找到成虫，并观察肝、肠等器官病变。同时粪便中可查见虫卵。

（1）肝脏 表面不光滑，有很多灰白色小点，此即虫卵肉芽肿或虫卵结节。

（2）肠壁及其压片检查 用剪刀小心取下含有1～2个灰白色小点的直肠壁，夹在两张载玻片之间，低倍镜下观察。可见许多不同时期的虫卵，如未成熟卵、成熟卵、死卵、钙化卵等。注意：观察肝脏和肠壁压片标本时，要联系理论课所学知识。

（3）肠系膜静脉 用手将肠管提起，对光展开肠系膜血管，可见肠系膜静脉中有活动的血吸虫成虫。取出后观察自然状态下雌雄合抱的情况。

（4）观察病理标本 观察肝脏和结肠壁的病理改变（事先做好病理片）。

注意事项：整个操作过程要小心，避免接触感染。

二、血吸虫感染的诊断

通过本实验熟悉血吸虫病的诊断方法；了解环卵沉淀试验的原理及对血吸虫感染的诊断意义。

（一）粪便直接涂片法和毛蚴孵化法（沉淀孵化法）

此法适用于诊断早期血吸虫病。因早期血吸虫成虫每天产卵数极少，直接涂片法不易确诊。随粪便排出的虫卵内含有成熟毛蚴，在适宜温度、光线及清洁水中短时间内即可孵出毛蚴。

【实验材料】

200ml锥形量杯、500ml烧杯、100ml三角烧瓶、玻璃棒、漏筛。

【操作步骤】

1. 大便处理 取患者24小时大便置烧杯内加水搅拌均匀，用尼龙网滤去粗大渣滓。收集滤液于锥形量杯内，再加水至杯口，自然沉淀约60分钟。倾去上清（倾倒时要迅速，不宜晃动，免使沉渣浮起），再加水沉淀。如此反复4～5次，直到上层液清晰为止，并再倾去上层液。

2. 直接涂片检查虫卵 用吸管吸取少量沉渣涂于载玻片上，用低倍镜检查虫卵（需查3张涂片）。

3. 毛蚴孵化和观察 如直接涂片未找到虫卵，则需将全部沉渣倾注于三角烧瓶中，加水至瓶口，置20℃～30℃温箱孵化3～6小时，毛蚴即可孵出。将孵化瓶放在窗口或强光源前，背面最好衬以黑纸为背景。在近液面的液体内如见细小白色点状物做直线来往游动，即是毛蚴。必要时可用吸管将毛蚴吸出，置载玻片上，在显微镜下观察。如第1次观察未见毛蚴，需每隔4～6小时（24小时）内观察1次。

注意事项：①夏季室温较高，在自然沉淀过程中可能有部分毛蚴孵化出，而使毛蚴随换水流失。因此必须在冰箱（4℃）中自然沉淀，或改用1%食盐水冲洗粪便，以防毛蚴孵出（但最后一次一定要用清水）。②影响毛蚴孵出的因素包括粪量不足、粪便放置过久、未换清水致使粪质过多、酸碱度不适或自来水含氯过多等，都可影响孵化结果。

（二）环卵沉淀试验（circumoval precipitin test，COPT）

【实验材料】

1. 阳性血清：取自感染 2～3 周小鼠（摘除眼球取血，分离血清），或采用患者血清、感染血吸虫的家兔血清。

2. 鲜卵：取自感染鼠的肝脏，或采用日本血吸虫干卵（即冰冻干燥虫卵）。

3. 石蜡、大头针、毛笔、载玻片和盖玻片等。

【操作步骤】

1. 准备载玻片　取洁净载玻片 1 张，用毛笔蘸少许熔化石蜡在玻片上画边长 20mm 的正方形。

2. 加待测血清　在蜡线方格内滴加待测血清 3 滴（注意血清有无污染或溶血）。

3. 加血吸虫卵　用大头针尖挑取干卵（100～150 个虫卵），或用滴管滴加新鲜卵悬液 1 小滴（约含 40 个卵）加入血清中并轻轻混匀。

4. 封蜡、培养　盖上 24mm×24mm 盖玻片（不要产生气泡），四周用熔蜡密封，置 37℃ 温箱培养 48 小时。

5. 镜检　取出培养后的玻片置低倍镜下观察结果。如虫卵外周出现泡状（直径大于 10μm）、指状或带状沉淀物，并有明显折光，边缘较整齐者为阳性反应。

6. 记录环沉率　计数 100 个成熟卵中出现沉淀物的虫卵数为环沉率，＞5% 者可报告为阳性；1%～4% 者为弱阳性。环沉率在治疗上有参考意义。

【实验结果】

"－"：虫卵周围光滑，无沉淀物，或小于 10μm 的小泡状沉淀物者，均为阴性。

"＋"：虫卵周围的泡状沉淀物小于虫卵外周的 1/4，细长卷曲带样沉淀物大于虫卵长径，片状沉淀物小于虫卵面积的 1/2。

"＋＋"：虫卵外周沉淀物大于虫卵外周的 1/4，细长卷曲带样沉淀物相当于或超过虫卵长径，片状沉淀物大于虫卵面积的 1/2。

"＋＋＋"：虫卵外周泡状沉淀物超过虫卵外周的 1/2，细长卷曲带样沉淀物相当于或超过虫卵长径 2 倍，片状沉淀物相当或超过虫卵面积。

【注意事项】

1. 将干卵加入血清后，应搅匀分散，切勿成团块，然后覆以 24mm×24mm 的盖玻片。

2. 应确切掌握阳性反应标准。真正的阳性反应，不论小泡状、带状或片状沉淀物，其边缘均应整齐、均匀，并有明显折光。

3. 计算虫卵时，凡不成熟卵、破壳卵均不应计数在内。每张标本至少应观察 100 个成熟卵，然后计算阳性反应的环沉率。对于阴性反应的标本，必须看完全片。

4. 已观察的标本，可用3%来苏水浸泡1~2天，待盖片和载玻片分开后，再分别清洗、拭干、备用。

【自学内容】

1. 环卵沉淀试验原理   环卵沉淀试验是诊断血吸虫病的一种免疫血清学试验。其原理是血吸虫卵内毛蚴分泌的可溶性抗原物质透过卵壳可与患者血清中特异性抗体结合，在虫卵周围形成折光性较强的沉淀物，即为阳性反应。免疫荧光法试验结果表明，参与形成环卵沉淀物的主要是病人血清中的免疫球蛋白 IgG 和 IgM。

2. 血吸虫冰冻干燥虫卵制备简介   取新鲜卵1份加1.5%甲醛30~40份，作用15分钟，每隔5分钟搅拌1次，令其自然沉淀。15分钟后倾去上清液，按上述比例再用蒸馏水清洗10分钟，每5分钟搅拌1次，10分钟后吸去上液。重复清洗2次。将沉淀虫卵吸至小玻璃杯中，尽量吸去水分。将小玻璃杯置于乙醇干冷溶液中（-70℃）使虫卵速冻。在冰浴中真空干燥4小时。最后将干燥虫卵分装于小管中，真空封口备用。

【实验报告】

1. 小鼠感染结果。

2. 粪便检查结果：①生理盐水直接涂片检查结果；②毛蚴孵化法检查结果。

3. 环卵沉淀试验结果。

4. 病理观察结果：①肉眼观察结果；②显微镜观察结果。

5. 结论：综合上述检查结果，说明小鼠是否感染了日本血吸虫及如何感染日本血吸虫，以及该虫的致病性和免疫性。

综合性实验8   中药无菌检查及质控菌检测

本项实验主要为中医、中西医结合、中药、制药专业开设，目的是结合专业特点，让学生了解中草药制剂质量控制及中草药在抗病原微生物中的作用。通过本实验应掌握注射药物、口服药物和外用药物的无菌检查，中草药制剂的质控菌检测程序及结果分析。通过药物质控菌的检测树立医药学生的无菌观念。

一、注射药物的无菌检查

无菌检查项目包括需氧菌、厌氧菌和真菌的检查。

【实验材料】

1. 待检药品（丹参注射液、复方柴胡注射液）。

2. 硫乙醇酸钠培养基管、普通肉汤培养基管、沙氏培养基管。

3. 产芽胞杆菌（原卫生部检定所编号64941）、藤黄八叠球菌（原卫生部检定所编号28001）、白假丝酵母菌（原卫生部检定所编号10231）。

4. 无菌刻度吸管、无菌试管、37℃恒温孵育箱、厌氧培养罐。

【操作步骤】

1. 取无菌硫乙醇酸钠培养基管2支、普通肉汤培养基管2支、沙氏培养基管2支（每管培养基为3ml）。

2. 以无菌操作方法吸取待检注射液，每支培养基管内分别加入 0.1ml 药液。

3. 分别取出已加入待检注射液的 3 种培养基管各 1 支。加入事先配制好的每毫升含活菌数为 500～1000 个的稀释对照菌液 0.1ml，作为阳性对照管。硫乙醇酸钠培养基加入厌氧菌产芽胞杆菌稀释菌液；普通肉汤培养基管加入需氧菌藤黄八叠球菌稀释菌液；沙氏培养基管加入真菌的白假丝酵母菌稀释菌液。

4. 另用未加药物和阳性对照菌液的硫乙醇酸钠培养基管、普通肉汤培养基管、沙氏培养基管各 1 支，作为阴性对照管。

5. 将已加入待检注射液的硫乙醇酸钠培养基管 1 支，厌氧菌阳性对照管和阴性对照管各 1 支，放入 37℃ 恒温厌氧培养罐中孵育 5 天；普通肉汤培养基管 3 支放入 37℃ 恒温孵育箱中培养 24 小时；沙氏真菌培养基管 3 支放入 28℃ 恒温孵育箱中培养 7 天。

6. 在规定的时间内逐日观察有无微生物生长（3 种培养基管）。如在规定时间内无微生物生长就可判定注射药物的无菌检查结果。

二、口服药物的微生物学检查

口服药物的微生物学检查项目包括细菌总数、霉菌总数和大肠埃希菌。

（一）药品的预处理

1. 固体样品　称取一定量待检药品（10g），置无菌研钵中，加入无菌生理盐水研磨，制成匀浆。然后移入烧瓶内加足生理盐水，使其成为 1∶10 的均匀悬液，再取样检查。

2. 液体样品　量取一定量待检药品，加入生理盐水中，混匀后成为 1∶10 的混合液后取样检查。

3. 软膏、乳膏或油制剂　称取待检药品 2.5g，置于无菌研钵中，加入无菌液状石蜡 10ml 充分研磨均匀。再加入吐温 –80 10ml 研磨，最后逐滴加入无菌生理盐水，边研磨，边滴入，直至总量成为 1∶20 的乳剂待检液。

4. 含防腐剂或抑菌成分的药物　首先待检药品需经稀释法、滤过法或离心沉淀集菌法处理后，然后行取样检验。

（1）稀释法　通过对药品进行一系列的稀释后，使待检药品中含有的抑菌成分或防腐剂作用减小到对微生物生长无影响的浓度，而后再按常规方法进行检测。在检测前应首先测出待检药品的最小抑菌浓度，而后将检测的药品按规定量取样，加入到适宜的培养基中培养后进行检查。所加入的培养基应使检测药品所含的抑菌或防腐成分稀释到最小抑菌浓度以下。

（2）微孔滤膜过滤法　该法是用孔径小于细菌的微孔滤膜（0.22～0.45μm）作为介质，过滤待检药品，把药品中的干扰物质（抑菌或防腐成分）滤去。大于孔径的微生物可以留在滤膜上。将滤膜取下分成数块，置不同培养基中培养，观察有无微生物生长，即可检测药品是否无菌。

（3）离心沉淀集菌法　取已适当稀释的待检药品，以无菌操作置于沉淀管内，经

3500rpm，离心 30 分钟，吸出上清液弃去，取管底残留液（0.3～0.5ml）加入各种培养基中培养，检测是否确实为无菌。

（二）口服中成药（丸药）细菌总数检测

【实验材料】

待检中成药保和丸、香砂六君丸等；普通琼脂培养基、生理盐水、灭菌平皿、灭菌 1ml 刻度吸管等。

【操作步骤】

1. 按前述方法将待检中药丸制成 1：10 的悬液。

2. 用 1ml 吸管吸取 1：10 药液 1ml 加入装有 9ml 的无菌生理盐水的试管内，得到 1：100 的稀释药液。依次在一排试管内做 10 倍递增稀释，得到 1：10、1：100、1：1000、1：10000 等不同浓度的稀释液。

3. 选择 1：10、1：100、1：1000、1：10000 四个浓度进行测定。用 1ml 无菌吸管分别吸取所选定的各种稀释液加入到直径 9cm 的无菌平皿中，每种浓度做 3 个平板，每个平板中加入 1ml 的稀释药液。将熔化并冷却到 50℃ 的琼脂培养基 20ml 倒入平皿中，并立即转动平板使药液和培养基充分混匀。冷却后的平板，将其翻转，置 37℃ 培养 24～48 小时，取出计算每一平板中生长的菌落数，并求得每一稀释度的 3 个平板的菌落均数。

4. 细菌总数报告。选取菌落平均值在 3～300 个之间的平板作为菌落总数测定范围。将数得的菌落均数乘以相应稀释度即得到每克或每毫升检测药品中的细菌总数。

【实验结果】

1. 正常值为每克正常蜜丸培养细菌菌落总数 ＜10000 个。

2. 细菌总数为每克待检药品含有的活菌总数。报告规则：

（1）一个稀释度细菌菌落数在 30～300 之间乘以稀释倍数。

（2）两个稀释度菌落数在 30～300 之间，高、低稀释度比 ＜2 者报告均数；＞2 者报菌数多的。

（3）三个稀释度菌落数在 30～300 之间，报告两个高稀释倍数的均数。

（4）没有 30～300 之间时，取接近 30 或 300 菌落的稀释倍数。

注意：实验中应注意无菌操作，避免操作过程混入杂菌再污染，影响检查结果。

附：生活应用水细菌总数的检测

本项实验主要为卫生管理、预防医学专业开设。

【实验目的】

掌握饮用水细菌总数的检测方法和倾注培养法，并举一反三，运用于其他样品如食物的细菌总数检测。

【实验材料】

1. 待检水样：自来水、矿泉水、池水等。

2. 无菌平皿、高层琼脂培养基、吸管。

【操作步骤】

1. 取水样 用无菌吸管吸取 1ml 待检水样，置于无菌空培养皿中。

2. 加琼脂 将高层琼脂培养基约 15ml 加热熔化，水浴保温在 50℃ 左右，倾入培养皿中，立即与水样混匀，静置待凝。

3. 培养、计数菌落 将培养皿翻转，置 37℃ 温箱中培养 18～24 小时，观察结果。对菌落进行计数，即为每毫升水样品中的细菌总数〔如果水受污染严重，也应进行稀释检测，稀释方法同口服中成药（丸药）的细菌总数测定〕。

【思考与讨论】

1. 合格的饮用水中，细菌总数的正常值是多少？你检测水样的实验结果是多少？

2. 如何检测一种奶粉中的细菌总数是否超标？

（三）口服中成药（丸药）的霉菌总数检测

【实验材料】

待检药品（同上）、马丁虎红琼脂培养基及其他必要的器械、物品。

【操作步骤】

1. 按与细菌总数测定相同的方法取样做连续 10 倍递增稀释，得到 1∶10、1∶100、1∶1000、1∶10000 等浓度稀释液。

2. 取适宜稀释度的稀释液各 1ml，分别加入无菌平皿中，每个稀释度各做 3 个平皿。

3. 将 15ml 熔化并冷却到 50℃ 的内含 4/30000 虎红的马丁培养基倒入平皿中，充分混匀，凝固。

4. 将平皿倒置，置 25℃～28℃ 培养 72 小时。计算平板内染成粉红色的霉菌菌落均值（如有根霉或毛霉生长，因其能够蔓延生长而掩盖了其他菌落，应及时取出计数以免影响结果）。

5. 真菌的菌落计数时，先点清每个平板上生长的菌落数，再求出每一稀释度的菌落平均数。判定结果时选取均值在 5～50 个范围以内的菌落数乘以相应稀释倍数后，作为真菌总数报告。

【实验结果】

1. 正常值为每克正常蜜丸培养霉菌菌落总数 <500 个。

2. 霉菌总数为每克或每毫升待检药品含有的活霉菌（包括酵母菌）总数。菌落计数方法同细菌，只是取菌落数在 5～50 之间。

（四）大肠埃希菌的检测

【实验材料】

待检药品（同上）；胆盐乳糖增菌液、伊红美蓝琼脂培养基、普通琼脂斜面培养基、乳糖发酵培养基管、蛋白胨水培养基、葡萄糖蛋白胨水培养基、枸橼酸盐琼脂斜面培养基；革兰染色液、柯氏试剂、甲基红试剂、培氏试剂；大肠埃希菌菌种、产气杆菌菌种；无菌刻度吸管、灭菌试管等。

1. 形态学方法检测

（1）取 1∶10 稀释的待检药品稀释液 10ml 接种于胆盐乳糖增菌液中，置 37℃ 恒温箱孵育 18～24 小时进行增菌。

（2）将增菌培养液划线接种到伊红美蓝琼脂平板培养基上，37℃ 培养 18～24 小时。

（3）根据大肠埃希菌在伊红美蓝琼脂平板上可形成紫红色带金属光泽菌落的特点，挑取可疑的红色或紫红色菌落，分别做斜面纯培养和革兰染色。

（4）若显微镜油镜检查出革兰阴性短杆菌的存在，应再做生化反应，与产气杆菌进行鉴别。

2. 生化反应

（1）乳糖发酵试验　挑取纯培养细菌转种于乳糖发酵管中，37℃ 24 小时培养，观察是否产酸产气。

（2）IMVC 试验

①吲哚试验　将大肠埃希菌纯培养物转种于蛋白胨水培养基管中，同时将产气杆菌接种于另一蛋白胨培养基管，作为阴性对照管。将上面 2 管放入 37℃ 培养箱中培养 24～48 小时。取出后每管滴加柯氏试剂 0.5ml，静止片刻，观察有无颜色改变。大肠埃希菌能够分解色氨酸产生吲哚，加入对二甲基氨基苯甲醛后形成红色的玫瑰吲哚，则为阳性反应；产气杆菌不产生吲哚，添加试剂后无颜色变化，为阴性反应。

②甲基红试验　取一环纯培养细菌接种在一管葡萄糖蛋白胨水内，另一管葡萄糖蛋白胨水内接种产气杆菌菌种，置 37℃ 恒温孵育箱中培养 24～48 小时。取出后各管内滴加甲基红试剂数滴。大肠埃希菌分解葡萄糖产酸较多，培养基的 pH 值在 4.5 以下，加入甲基红试剂后呈红色反应，为阳性结果。产气杆菌分解葡萄糖产生的是乙酰甲基甲醇，酸类较少，培养基内 pH 值较高，加入甲基红试剂后呈黄色反应是为阴性。

③VP 试验　取纯培养的细菌转种在一管葡萄糖蛋白胨水中，另一管葡萄糖蛋白胨水中接种产气杆菌菌种。经 37℃ 培养 24～48 小时后，各管滴加数滴培氏试剂。大肠埃希菌不产生乙酰甲基甲醇，加入培氏试剂后无颜色反应，为 VP 试验阴性；产气杆菌产生的乙酰甲基甲醇能氧化成二乙酰，并和培养基中的精氨酸的胍类衍生物生成红色化合物，加入培氏试剂后促进反应呈红色为阳性。VP 试验时，加入试剂后应于 15 分钟内出现颜色反应，如果不明显可延长到 4 小时。

④枸橼酸盐利用试验　将纯培养的细菌转种枸橼酸盐琼脂斜面，并在另一管中接种产气杆菌作为阳性对照管。37℃ 培养 24 小时，观察结果。大肠埃希菌不能利用枸橼酸盐作碳源，故不生长，培养基仍为绿色。产气杆菌能够利用枸橼酸盐，故生长良好，而使培养基变碱性。培养基中的指示剂溴麝香草酚蓝（pH 6.0～7.6 时颜色由黄→绿→蓝）由黄变蓝，故为阳性。

【实验结果】

用每毫升含 500～1000 个活菌数的稀释标准大肠埃希菌菌液 0.1ml 加入检测药品稀释液 10ml 中，按检测顺序同样做阳性菌对照试验。如果效果良好，证明本实验检测有效。

根据以上镜检、乳糖发酵试验及 IMVC 试验结果报告，判定药品中有无大肠埃希菌存在及药品是否符合要求。

三、外用药物的微生物学检查

外用药物的微生物学检查包括铜绿假单胞菌和金黄色葡萄球菌的检测两项。

（一）铜绿假单胞菌的检测

【实验材料】

1. 待检药品（金黄散、九一丹）。

2. 胆盐乳糖增菌培养基、明胶十六烷三甲基溴化铵琼脂平板、普通琼脂斜面培养基。

3. 革兰染色液。

4. 铜绿假单胞菌菌种（原卫生部检定所编号 278581）。

5. 无菌刻度吸管、无菌试管等。

【操作步骤】

1. 取 1∶10 稀释的待检药品液 10ml，加入 100ml 胆盐乳糖增菌培养基中，37℃增菌培养 18～24 小时。同时在含同一培养基的另一试管（已加入待检药物）中加入标准阳性对照菌液 0.1ml，使 3ml 含待检药物培养基中含有铜绿假单胞菌活菌 50～100 个，作为阳性对照管。

2. 取上述增菌培养基液面上的菌膜转种在十六烷三甲基溴化铵琼脂平板上，平置，37℃培养 24～48 小时。

3. 挑取扁平、表面湿润呈灰白色、周围有明胶液化环及培养基扩散有水溶性蓝绿色色素的菌落，进行革兰染色镜检和纯培养。铜绿假单胞菌应为革兰阴性杆菌。

4. 铜绿假单胞菌在明胶十六烷三甲基溴化铵琼脂平板上，菌落周围有蓝绿色的水溶性色素，并且有明胶液化环。依此可判断外用药中铜绿假单胞菌的存在与否。

（二）金黄色葡萄球菌的检测

【实验材料】

1. 待检药品（同上）。

2. 亚碲酸钠增菌培养基、卵黄高盐琼脂培养基、普通琼脂斜面培养基。

3. 金黄色葡萄球菌菌种（原卫生部检定所编号 25923）。

4. 无菌刻度吸管、无菌试管等。

【操作步骤】

1. 取待检药品（1∶10 稀释液）各 10ml 接种在两个装有亚碲酸钠增菌培养基的瓶中，37℃培养 12～24 小时。其中的一瓶同时加入含菌量为 500～1000 个/ml 的标准金黄色葡萄球菌菌液 0.1ml 作为阳性对照。

2. 取增菌培养物分别转种在两个卵黄高盐琼脂培养板上，37℃培养 24～48 小时。

3. 挑取培养基平板上墨黑色的可疑菌落，进行纯培养，并与阳性对照菌落一同作革兰染色镜检，比较之。

4. 生化反应：血浆凝固酶试验：挑取卵黄高盐琼脂培养基平板上的可疑菌落 2～3 环，加入含 1∶2 稀释的兔血浆 0.5ml 的试管内，充分混匀置 37℃水浴中，2 小时后开始检查。以后每隔适当时间检查一次，直至 24 小时，观察血浆有无发生凝固现象。

5. 根据与阳性对照结果的比较，作出判断，说明药物检测结果是否可靠，药物是否检出金黄色葡萄球菌。

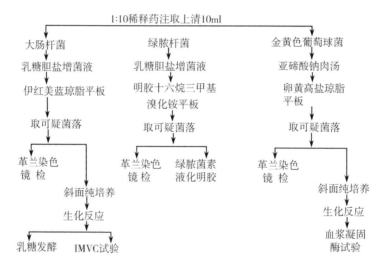

图 4-5　药物中大肠杆菌、绿脓杆菌、金黄色葡萄球菌检测程序

综合性实验9　中药体外抗菌实验

中药的抗菌实验常运用于中草药抗菌药物的筛选、中药抗菌谱的测定、抗菌效价的测定、体液中药物浓度的测定、临床药物敏感性试验等诸方面。体外抗菌实验仅用于测定细菌对中药的敏感性，它以最小量药物抑菌或杀菌的浓度为终点。凡能抑制试验菌生长的最低药物稀释度为该药的最低抑菌浓度（MIC）。将未生长细菌的培养液取出，分别转种琼脂平板培养基上，若琼脂平板培养后重新长出试验菌，说明该药物仅有抑菌作用；如无细菌生长则可认为该药物有杀菌作用，依此可找出药物的最低杀菌浓度（MBC）。

常用的体外抗菌实验，往往根据试验菌的种类及实验目的来选择不同的实验方法，主要有连续稀释试验、扩散试验、挥发性物质熏蒸试验和氯化三苯四氮唑（Trc）快速试验。

一、连续稀释法

（一）肉汤连续稀释法

用普通肉汤培养基将中药煎液（或提取液）稀释成各种浓度，然后在各药物管中接种相同量的供试菌，置37℃温箱中孵育18～24小时，取出后观察中药对供试菌的抑制程度。若供试中药的抗菌作用强，用较低浓度的药物便能抑制细菌的生长；抗菌作用弱者，则需较高浓度的药物才能抑菌。若药物无抗菌作用，即使在高浓度的药物中细菌仍然生长。

【实验材料】

1. 无菌试管数支、无菌吸管、无菌肉汤培养基、6～8小时细菌培养物。

2. 中药提取物（如鱼腥草素）或中药水煎液（如黄连水煎液）。

【操作步骤】

1. 取无菌小试管10支，以无菌操作方法在第1管中加入无菌肉汤培养基0.8ml，其余9管均为0.5ml。

2. 于第1管加入100%中药煎液0.2ml，混匀后取出0.5ml放在第2管中，照此继续稀释至第9管，从第9管中取出0.5ml丢弃。此时药物在各管中的浓度分别为：1：5、1：10、1：20、1：40、1：80、1：160、1：320、1：640、1：1280。第10管不加任何药物作为对照。

3. 各管均加入6～8小时的供试菌肉汤培养物。用无菌肉汤将其稀释成1：1000浓度的菌液，从中各取出0.05ml加入1～10管中，混匀，置37℃恒温孵育箱中培养18～24小时。

某些中药加在肉汤里面，常常出现混浊和颜色变深的现象，给判断结果带来困难。为此，可采用葡萄糖酚红肉汤培养基（即肉汤含葡萄糖1%，酚红0.002%），代替普通肉汤培养基。这样，细菌在葡萄糖、酚红肉汤中生长，发酵葡萄糖产酸，使酚红指示剂变成黄色，能够容易读取实验结果。若为营养要求较高的细菌，可在肉汤中加入8%～10%无菌血清。

在含有药物的肉汤培养基管中，接种细菌可采用以下方法：以2mm直径的接种环蘸取供试菌肉汤6～8小时培养物（浓度1×10^9/ml）1环种入，或在含药物肉汤培养基1ml的试管中加入供试菌液1滴（0.05ml）亦可。置37℃温箱中孵育18～24小时后观察结果。

【实验结果】

肉眼观察若对照管细菌生长良好，药液管同时发生混浊现象，即表示供试菌在含药物的培养基中生长，供试药物无抑菌作用；若药液管清亮则表示供试菌生长受到抑制。其能够抑制细菌生长的最大稀释度的药物稀释倍数，即为该药物的最小抑菌浓度（MIC）。再将清亮的药液肉汤各管转种于肉汤琼脂平板培养基上面，37℃恒温孵育8～24小时后观察结果，仍无细菌生长的最小药物浓度即为该药物的最低杀菌浓度

（MBC）。

（二）肉汤琼脂平板连续稀释法

用普通肉汤琼脂培养基把中药煎液（或提取液）做成各种浓度的平板，凝固后做无菌试验，每个浓度的平板培养基可接种 6~8 株供试菌，37℃恒温培养后观察结果。

【实验材料】

1. 无菌平皿、无菌吸管、无菌肉汤琼脂培养基、6~8 小时细菌培养物。

2. 中药提取物（如黄芩苷提取物）或中药水煎液（如五味消毒饮水煎液）。

【操作步骤】

1. 将 2% 肉汤琼脂培养基用试管分装，每管 9ml，高压灭菌后保存备用。用无菌蒸馏水将无菌药液配制成 0（不稀释）、1:2、1:4、1:8、1:16、1:32、1:64、1:128、1:256 等不同稀释度的药液。

2. 用无菌吸管分别吸取不同浓度的药液 1ml，加入装在试管中已经熔化了的并冷却至 55℃ 左右的 9ml 肉汤琼脂培养基中，立即混匀，趁热倾注于无菌培养皿中做成平板。

3. 待琼脂培养基表面干燥后，取供试菌肉汤培养物（经 6~8 小时培养并稀释成 $1 \times 10^9/ml$ 菌液）1 接种环，以连续划线法密集划线接种。每个培养基平板可接种 4~8 株供试菌，置 37℃恒温箱中培养 18~24 小时后观察结果。

注意事项：对运动力很强的变形杆菌，由于生长扩散妨碍了对其他菌落的观察，故一个平板仅能接种一株变形杆菌。

【实验结果】

若供试菌受到药物抑制则不形成菌落，否则有供试菌菌落生长。平板稀释试验只能测定药物的抑菌效力，不能测定药物的杀菌能力。药物的抗菌效力用琼脂平板稀释法测定比用肉汤连续稀释法测定的结果稍低。

二、琼脂扩散法

本方法是将供试菌先接种在琼脂培养基表面（或用倾注法接种），再挖小孔或放置牛津杯（钢圈），并在孔内或杯内加中药煎液（药量 0.1ml），药液便向周围培养基扩散。37℃培养后，有抗菌作用的中药就在小孔周围形成清楚的抑菌圈。根据抑菌圈直径的大小（直径以毫米为单位）可以判断出药物抗菌效力的大小。本法操作简便、实用。但某些中药在琼脂平板上不易扩散，以致测出的抗菌效力要相对低些。

（一）打孔法（挖洞法）

【实验材料】

1. 移液器及枪头、无菌吸管、无菌肉汤琼脂培养基、无菌金属打孔器或牛津杯。

2. 6~8 小时细菌培养物。

3. 中药提取物（如黄芩苷提取物）或中药水煎液（如黄连解毒汤水煎液）。

【操作步骤】

1. 用无菌移液器吸取 6~8 小时试菌肉汤培养物 0.1ml（浓度 1×10^9/ml）于肉汤琼脂平板表面，用 L 形玻璃棒将其涂布均匀，以无菌金属打孔器打成 6mm 直径的小孔 3~4 个。

2. 除去孔内琼脂，吸取中药液约 0.1ml 加在孔内，盖上皿盖（用无菌陶土皿盖可免除蒸发水汽凝聚滴下），37℃ 恒温培养 18~24 小时，观察结果。

注意事项：琼脂的浓度与培养基的厚薄均能影响药物的抗菌效力。为使药物更好地扩散，可以采用将培养基制成双层的实验方法。即培养基底层先倒 2% 肉汤琼脂一层，冷却后再在上面倒一层混有供试菌的 1.5% 肉汤琼脂培养基 100ml，熔化冷却至 45℃ 左右，加入浓度 1×10^6/ml 的菌液 1ml，混匀。冷凝后打孔，除去孔内的琼脂，用移液器加入药液 0.05ml 于孔内，置 37℃ 培养 18~24 小时后观察结果。

【实验结果】

药物无抗菌作用就不形成抑菌圈；若有抗菌作用，便依其抗菌效力的强弱形成不同直径的抑菌圈（抑菌圈直径以毫米为单位），并用刻度尺量取抑菌圈的大小。

（二）纸片法

【实验材料】

1. 无菌吸管、移液器、无菌肉汤琼脂平皿、无菌金属镊子。

2. 6~8 小时细菌培养物。

3. 中药黄连水等水煎液。

【操作步骤】

1. 按上述实验方法在普通琼脂培养基平板上接种供试菌。

2. 用无菌镊子夹取浸透药液的滤纸片（纸片直径 6mm，每片吸附中药液 20μl，浸药之前需灭菌消毒）贴放在琼脂培养基表面。每个琼脂平板放置 3~4 个中药滤纸片。

3. 盖好皿盖，放置 37℃ 恒温箱内培养 18~24 小时后观察结果。

观察方法与打孔法相同。

滤纸片法比打孔法简单实用。但不足之处是滤纸片吸附药物较少，仅抗菌效力强的药物才出现抑菌圈。

（三）挖沟法

【实验材料】

1. 无菌吸管、移液器、无菌肉汤琼脂平皿、无菌金属刀片。

2. 6~8 小时细菌培养物。

3. 中药黄连水等水煎液。

【操作步骤】

1. 用无菌小刀在肉汤琼脂培养基表面上切出长约 6.5cm、宽 0.7cm 的沟槽一条，除去沟内琼脂。

2. 用接种环将供试菌（6~8 种）接种在沟两旁的培养基表面，接种线与沟槽相交。

3. 向沟槽中注满受试药液，以不外溢为度，盖好皿盖，置 37℃ 恒温孵育箱内培养 18~24 小时，观察结果。

注意事项：由于槽内满载药液，前后方向移动培养基平板时，要小心平行推进，避免药液溢出。

【实验结果】

若检测的药物无抗菌作用，沿接种线生长的部位就会有细菌生长；若该药物有抗菌作用，则依其抗菌效力的强弱在药物与供试菌接触处形成不同长度的抑菌带。以毫米为单位，用刻度尺量取抑菌带长度。

综合性实验 10　中药体外抗真菌实验

【实验步骤】

1. 无菌吸取沙氏琼脂培养基 9ml，加入 100% 中药煎液 1ml（浓度 1：10），混匀。趁热取约 5ml 于无菌试管中，做成斜面，冷凝备用。

2. 向余下 5ml 含药沙氏培养基中再倾入加热溶解的沙氏培养基 5ml（浓度 1：20），趁热取约 5ml 于无菌试管中，做成斜面。照此办法配成浓度为 1：40、1：80、1：160、1：320、1：640 的药物沙氏培养基斜面。

3. 将各管分别标明药物名称和浓度后，置 37℃ 温箱中孵育 18~24 小时。经无菌试验合格后，以接种环挑取真菌生理盐水混悬液 1 环或粟粒大小的真菌 1 小块，以点种法每管接种 2~3 点。

4. 置 28℃ 恒温孵育培养 1~2 周。待未加药物的真菌对照管的真菌长好后即读取结果。

【实验结果】

以沙氏培养基平板中无可见菌落的最低药物浓度判断 MIC。

附：真菌应用菌液的制备

毛癣菌属、小孢子菌属等，在沙氏培养基上生长 2~4 周的丰盛培养物，以生理盐水洗下，用一薄层脱脂棉过滤后，再用生理盐水调节浓度至 550nm 比色，有 75%~80% 的透光率，备用。

第五章　设计性实验

设计性实验 1　肠道菌群失调的微生物学检查

【教学内容】

1. 病例讨论，设计实验方案。

2. 对疑似肠道菌群失调患者进行微生物学与免疫学检查。

【目的与要求】

1. 根据病例，设计疑似肠道菌群失调患者的微生物学检测方案。

2. 小组报告试验设计方案。

3. 根据方案做实验，写出实验报告。

【病例摘要】

一70岁老年妇女患尿路感染，住院给予口服氨苄西林治疗，5天后尿路感染症状缓解，小便培养未见致病菌生长。为防复发，继续给患者用药一周，结果患者出现发热、腹痛、腹泻，大便有白色黏膜状物。肠道粪便镜检，革兰染色可见大量的革兰阳性球菌，革兰阴性菌极少。

请根据该患者的病史要点、症状和体征，判断该病人可能被何种病原体感染？应用所学的医学微生物学知识设计一个实验方案对其进行确证。

【实验材料】

1. 患者粪便、普通肉汤琼脂培养基、EMB 培养基、高盐琼脂培养基、甘露醇培养基或革兰染色液。

2. PCR 核酸扩增仪、恒温培养箱、酶标仪等。

【实验报告】

写出实验流程、实验结果和结果分析。

【思考与讨论】

1. 何谓正常菌群？什么是条件致病菌？如何预防菌群失调？

2. 在该病的诊断中要与哪些肠道感染病原体进行鉴别？

设计性实验2　小鼠抗体形成细胞的检查

【教学内容】

1. 直接免疫荧光法检测B细胞膜表面免疫球蛋白（SmIg）。

2. 补体参与的溶血反应。

3. 空斑形成细胞检测法。

4. 设计并操作小鼠抗体形成细胞的诱导和检测。

【目的与要求】

1. 根据所给实验材料，参考"病原菌感染小鼠及其细胞免疫功能的检测"、"直接荧光法检测B淋巴细胞SmIg"和"补体参与的溶血反应"等实验方法，设计抗体形成细胞的诱导和检测方法，并以PPT文件报告实验设计方法。

2. 掌握小鼠脾细胞悬液制备法。

3. 同学代表报告实验设计方法。

4. 小鼠抗体形成细胞的诱导和检测。

一、直接免疫荧光法检测B细胞膜表面免疫球蛋白

正常的体液免疫功能主要依赖体内有足够的B淋巴细胞并且具有正常的抗体生成功能。检测B淋巴细胞数量可用免疫荧光法测定B淋巴细胞表面的免疫球蛋白；检测B淋巴细胞产生抗体的功能和数量可采用空斑形成细胞（plague forming cell，PFC）检测法。

SmIg是B细胞的抗原识别受体，也是B细胞表面的特异标志。用荧光素标记的Ig抗体与B细胞表面的Ig结合，在荧光显微镜下观察可见B细胞膜上出现荧光。此即直接免疫荧光法检查SmIg鉴定B淋巴细胞。

【实验材料】

1. 小白鼠（体重20g左右）。

2. 异硫氰酸荧光素（FITC）标记的兔抗鼠Ig抗体。

3. Hanks液：pH 7.4（内含0.1% NaN_3）。

4. 解剖器械（眼科剪、眼科镊）、平皿、80～100目不锈钢网、试管、离心管、1ml吸量管、尖吸管、载玻片、盖玻片等。

5. 台式离心机、荧光显微镜。

【操作步骤】

1. 脾细胞悬液制备　颈椎脱臼法处死小鼠，解剖取出脾脏放入盛有6ml Hanks液的平皿中，在100目钢网上用玻璃注射器芯研磨，过筛混匀，从中吸取1ml放入试管中，加满Hanks液，1000rpm，离心10分钟，倾去上清。同法洗涤细胞一遍。沉积细胞加Hanks液恢复1ml容积，即为约 1×10^7/ml的细胞悬液。另取1支试管，吸取 1×10^7/ml的细胞悬液0.4ml加Hanks液3.6ml，即为 1×10^6/ml的细胞悬液。

2. 加荧光抗体　取2支2ml离心管，各加入 1×10^6/ml的细胞悬液1ml，2000rpm

离心 3 分钟，倾去上清。一支加荧光素标记的兔抗鼠 Ig 抗体 100ml；另一支不加抗体作对照。置 4℃冰箱 30 分钟。

3. 镜检 取出离心管，用 Hanks 液洗涤细胞 2 次，去除游离抗体。最后一次离心后弃去上清液，留少许回流液，混匀，滴片，用荧光显微镜观察。

注意事项：在滴片前要彻底去除游离抗体，以避免假阳性结果。

【实验结果】

在荧光显微镜的落射激发光下，SmIg 阳性细胞可见环状或斑点状荧光。用钨丝灯光源透射光照明计数同一视野内淋巴细胞总数，共计数 200 ~ 300 个淋巴细胞，算出其中 SmIg 阳性细胞的百分数。

二、补体参与的溶血反应

抗绵羊红细胞（sheep erythrocytes，SRBC）的抗体（溶血素 hemolysin）与 SRBC 的表面抗原相遇，两者结合形成 SRBC – 溶血素复合物（即免疫复合物 IC），可激活补体（complement），导致 SRBC 溶解。此法可检测红细胞的各种抗原或相应抗体，也可作为补体结合反应中的指示系统，用于各种抗原或抗体的检测。

【实验材料】

1. 1% SRBC 悬液、溶血素、补体、生理盐水。

2. 小试管、吸管、试管架、多孔反应板等。

【操作步骤】

取反应板一个，标记孔号，按下表加入各种物质（表 5 - 1）：

表 5 - 1 补体参与的溶血反应

孔号	实验孔（1）	溶血素对照（2）	补体对照（3）	SRBC 对照（4）
1% SRBC 悬液（ml）	0.25	0.25	0.25	0.25
2 单位溶血素（ml）	0.25	0.25	—	—
2 单位补体（ml）	0.2	—	0.25	—
生理盐水（ml）	—	0.25	0.25	0.50
两块板互相轻碰，混匀，置 37℃温箱，30 分钟，观察结果				
结果	溶血	不溶	不溶	不溶

【实验结果】

1. 溶血 孔内溶液变透明澄清，以"＋"表示。

2. 不溶血 孔内仍为混浊的红细胞悬液，以"－"表示。

三、空斑形成细胞检测法

将羊红细胞注入小鼠腹腔。4 天后杀死小鼠，取鼠脾制成脾细胞悬液，其内即含抗体分泌细胞，可产生针对羊红细胞的抗体。将脾细胞、羊红细胞、补体混合孵育。由于抗体分泌细胞产生的抗体与羊红细胞结合后激活补体，导致羊红细胞溶解，于特制的玻片小室内形成肉眼可见的溶血空斑。因此，抗体分泌细胞即 PFC，1 个空斑即代表一个抗体分泌细胞。

【操作步骤】

1. 玻片小室制作方法　取 2 张无脂载玻片。用双面胶在 1 张载玻片的两端和中间各粘 1 条，再覆盖上另一张载玻片，即形成两个玻片小室。将此双层玻片的一侧长边边缘浸入熔化的石蜡中以封闭小室的一侧（无须浸入过深，以能封闭小室边缘为准）。另一侧留待灌注细胞悬液后再以蜡封闭。

2. 小室灌注液配制　每组取 1 支试管，加入下列物质：

（1）$1 \times 10^7/ml$ 的脾细胞悬液 0.1ml。

（2）10% SRBC 0.2ml。

（3）新配补体 0.2ml。

（4）1640 液 1ml。

将各液混匀，用尖吸管灌注小室至满，避免留有气泡。封蜡并标记。

3. 孵育　将玻片小室平放于瓷盘内，置温箱，37℃孵育 30 ~ 45 分钟。

【实验结果】

肉眼观察小室内的圆形透明空斑（注意辨别空斑与气泡）。1 个空斑即代表 1 个抗体分泌细胞，即 PFC。

【思考与讨论】

1. 本实验用何种抗原、通过何种途径免疫小鼠？

2. 如何检测、证实小鼠对该抗原产生了特异性体液免疫？

3. 溶血空斑形成细胞属于何种细胞？怎样诱导产生溶血空斑形成细胞？该试验的影响因素有哪些？

设计性实验 3　小鼠感染病原生物及其细胞免疫现象检查

【教学内容】

1. 小鼠腹腔接种法。

2. 小鼠体内吞噬细胞功能检查。

3. 小鼠体内淋巴细胞转化试验。

4. 设计病原感染小鼠及其细胞免疫应答现象检查的实验方案。

【目的要求】

1. 参考小鼠体内"吞噬细胞功能检测"和"淋巴细胞转化实验"，设计并操作"病原菌感染小鼠及其细胞免疫应答现象检查"的方法。

2. 掌握小鼠腹腔接种法。

3. 掌握瑞氏染色法。

4. 识别细胞的吞噬现象和转化的淋巴细胞，了解细胞免疫功能的检测方法。

5. 同学代表报告实验方案。

一、小鼠腹腔接种方法

【实验材料】

1. 病原菌：①金黄色葡萄球菌悬液；②白假丝酵母菌悬液。

2. 小白鼠。

3. 注射器、解剖器材等。

【操作步骤】

1. 吸取接种物 用无菌注射器按照无菌操作法吸取比使用量稍多的菌液并将气泡排出（将注射器针头朝上使气泡上升，在针头上裹以消毒棉球，轻轻将气泡推出）。

2. 小鼠抓握法（图 5 - 1） 右手指捏住小白鼠尾将其提出笼外，使其爬行于粗糙面上，并向后轻拽鼠尾（一直不要松开）；同时以左手拇指和食指自小鼠头部向后捏紧小鼠耳颈部两侧皮肤，翻腕使小鼠腹面朝上，以无名指压住鼠左后肢、小指压住鼠尾于左手掌上，松开右手。

3. 腹腔注射（图 5 - 2） 使小白鼠头部略向下垂，右手用镊子夹取碘酒棉球消毒小鼠左下腹皮肤，持已吸好菌液的注射器，由腹股沟处皮下刺穿皮肤，再沿腹壁下部刺入。回抽注射器，如无回血或尿液即可进行注射。注射完毕退出针头，用酒精棉球消毒注射部位，将小白鼠标记后放回鼠笼。

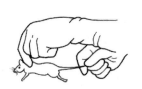 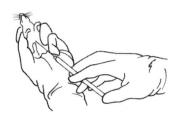

图 5 - 1　小鼠抓握法　　　　图 5 - 2　小鼠腹腔接种法

二、小鼠细胞免疫功能检测

正常的细胞免疫功能依赖免疫细胞的数量和功能正常。执行固有免疫（innate immunity）功能的巨噬细胞（macrophage）和执行适应性免疫（adapted immunity）功能的 T 淋巴细胞是参与细胞免疫的重要免疫细胞。本实验着重检测巨噬细胞对异物的吞噬功能及 T 淋巴细胞在抗原刺激下的转化功能。

（一）小鼠体内吞噬细胞吞噬功能检测

本实验用鸡红细胞作为异物注射小鼠腹腔，镜检其腹腔渗出液，可观察巨噬细胞对鸡红细胞的吞噬现象；通过计算吞噬百分率或吞噬指数可测定小鼠体内吞噬细胞的吞噬功能。

【实验材料】

1. 小白鼠（体重 20g 左右）。

2. 金黄色葡萄球菌悬液（菌数 3 亿 ~ 5 亿/ml）、2% 鸡红细胞悬液。

3. 解剖器材、无菌注射器、尖吸管、橡皮吸头、小试管、载玻片、瑞氏染液、PBS 等。

【操作步骤】

1. 初始免疫　用无菌注射器吸取金黄色葡萄球菌悬液 0.6ml 注射于小鼠腹腔内，将注射鼠标记后置鼠笼内，室温饲养 48 小时。

2. 腹腔注射鸡红细胞　给初始免疫小鼠腹腔内注射 2% 鸡红细胞悬液 1ml，等待 15 ~ 30 分钟。

3. 取小鼠腹腔液　颈椎脱臼处死小鼠，解剖暴露腹腔，用镊子轻轻夹起腹膜，剪一小口，用尖吸管注入少量预温的 PBS，以便尽可能多地冲洗出小鼠腹腔的吞噬细胞。

4. 腹腔液推片　用尖吸管吸取腹腔液（注意避开腹腔脏器），滴于载玻片上，推片（参见疟原虫薄血膜推片方法），自然干燥。

5. 瑞氏染色　在干燥后的腹腔液推片上滴加瑞氏染液数滴，覆盖涂片；30 秒后滴加等量蒸馏水（切勿先将染液倾去）。静置 10 ~ 15 分钟，用流水冲洗，吸水纸吸干，置油镜头下镜检。

【实验结果】

镜下可见小鼠腹腔巨噬细胞核呈马蹄形，着色较深；胞浆着色浅淡。部分巨噬细胞的胞浆内可见到被吞噬的 1 个或多个有核鸡红细胞。可按下列公式计算吞噬百分率或吞噬指数，吞噬百分率和吞噬指数一般是平行的。人类吞噬细胞的吞噬百分率正常值为 50% ~ 70%。

吞噬百分率 = 吞有鸡红细胞的巨噬细胞/100 个巨噬细胞 × 100%

吞噬指数 = 100 个吞噬细胞中所吞噬鸡红细胞的总数/100

（二）小鼠体内淋巴细胞转化试验

淋巴细胞在体外培养时，受到非特异性有丝分裂原（如 PHA、ConA）刺激后，可出现 T 细胞体积增大、代谢旺盛、蛋白和核酸合成增加，即向淋巴母细胞转化。淋巴细胞转化率的高低可以反映机体的细胞免疫水平，因此可作为测定机体细胞免疫功能的指标之一。本试验用植物血凝素（PHA）刺激 T 淋巴细胞，使其转化为幼稚的淋巴母细胞，并进行有丝分裂。

【实验材料】

1. 小白鼠（体重 20g 左右）。

2. 植物血凝素（PHA）。

3. 无菌注射器、载玻片、剪刀、瑞氏染液等。

【操作步骤】

1. 腹腔注射 PHA　给小鼠腹腔注射 0.2ml PHA（含 PHA 约 300μg）。

2. 取血推片　48～72 小时后，剪小鼠尾末梢，滴 1～2 滴血在载玻片一端，推片，自然干燥。

3. 瑞氏染色、镜检　参见"吞噬细胞吞噬功能检测"，用油镜头观察结果。

【实验结果】

注意观察玻片尾部。转化的淋巴母细胞体积增大、胞浆丰富、核质疏松，易于识别。计数 100 个淋巴细胞，根据淋巴细胞转化的形态学指标（表 5-2），计算淋巴细胞转化百分率。正常人外周血 T 淋巴细胞转化率为 60%～70%。

转化率（%）＝转化淋巴细胞数／（转化淋巴细胞数＋未转化淋巴细胞数）×100%

表 5-2　转化的淋巴细胞形态学指标

形态特征	转化淋巴细胞		未转化淋巴细胞
	转化的母细胞	过滤型	
细胞直径（mm）	12～20	12～16	6～8
胞核　大小	增大	增大	不增大
染色质	疏松呈网状	疏松	密集
核仁	清晰可见	有或无	无
有丝分裂	有或无	无	无
胞浆增多	有	有	极少
着色	嗜碱性，核周围有淡染区	嗜碱性，核周围有淡染	天青色
窄泡	有或无	区	无
伪足	常可见	有或无	无

【思考与讨论】

1. 病原菌感染小鼠可引起小鼠哪些免疫应答？如何检测小鼠的免疫反应？用所给材料设计病原菌感染小鼠及小鼠细胞免疫应答的检测方法，并由学生代表介绍实验方案。

2. 人体 T 淋巴细胞的功能和数量的检测可用哪些实验方法？

3. T 淋巴细胞功能降低或数量减少可见于哪些免疫性或感染性疾病？

4. 吞噬细胞包括哪些细胞？巨噬细胞承担哪些免疫功能？

5. 淋巴细胞在哪些情况下会发生转化？转化的淋巴细胞有何形态特征？

6. 人体淋巴细胞转化率在何种情况下会降低？

设计性实验4 临床乙型肝炎病例诊断实验设计

【教学内容】

1. 病例讨论，设计实验诊断方案。

2. 按实验方案做实验。

【目的与要求】

1. 通过病理分析，认识 HBV（乙型肝炎）感染的临床复杂性，用所学的免疫知识和技术辅助诊断 HBV 感染及其并发症，减少误诊。

2. 熟悉免疫复合物在疾病中的致病作用及检测方法，以及免疫比浊实验的原理、方法、用途。

3. 实验报告总结、分析 HBV 感染可采取的免疫诊断方法并比较各自的优缺点。

【病例摘要】

13 岁男孩，反复全身浮肿 3 个月，发现肝功能异常 1 个月。

患者 3 个月前出现双上眼睑和双下肢浮肿，渐累及全身。2 个月前全身浮肿加重，就医入院治疗。医院体查：肝大肋下 2cm；脾未触及。双下肢中度凹陷性水肿，阴囊轻度水肿。实验室检查：血 ALT（谷丙转氨酶）48U/L，HBsAg（＋），同时有低蛋白血症、高脂血症。尿液检查：尿蛋白（＋＋＋＋）、RBC 6~7 个/HP、WBC 6~7 个/HP。肝组织穿刺病理学检查：肝细胞肿胀，气球样变。肝小叶内散在点状坏死，汇管区有较多炎性细胞浸润及碎片样坏死。肾穿刺：病理诊断膜性肾病。免疫荧光学检查：HBsAg（＋）。诊断：慢性病毒性肝炎、乙型肝炎病毒相关性肾炎（膜性肾病）。

【思考与讨论】

1. HBV 感染可采取哪些实验方法进行诊断？

2. HBV 相关性肾炎与Ⅲ型超敏反应有无关系？可通过何种实验进行证实？

3. 针对该病例你认为应进行哪些项目实验检测及定期复查？

4. HBV 感染后可引起患者免疫功能发生哪些改变？

5. 总结可引起肝脏感染的病原生物种类，如何通过实验室检查进行区别？

附：乙型肝炎病毒相关性肾炎

乙型肝炎病毒相关性肾炎（hepatitis B virus – associated glomerulonephritis，HBVGN）是指乙型肝炎病毒直接或间接诱发的肾小球肾炎，临床多以蛋白尿、高度浮肿、低蛋白血症等肾病综合征为主要表现，经血清免疫学及肾组织活检免疫荧光所证实，并排除肝、肾组织两种独立存在的疾病，以及系统性红斑狼疮等其他原因引起的肝肾病变。1971 年国外学者 Combes B 首先在肾小球肾炎的抗原抗体免疫复合物中找到 HBsAg，以后人们注意到，在各型肾炎中 HBsAg（＋）检出率远较正常人群高，第一次提出了乙型肝炎病毒相关性肾炎。此后相继在肾组织中检出 HBcAg、HBeAg。乙型肝炎病毒相关性肾炎的发生率为 10% ~65% 。我国是 HBV 感染的高发区，因此对乙型肝炎病毒相关性肾炎的防治尤为重要。

乙型肝炎病毒相关性肾炎发病机理目前提出的可能机制认为：①Ⅲ型超敏反应 – 循环免疫复合物沉积于肾小球毛细血管袢，进而激活补体，造成免疫损伤。②上皮下免疫复合物形成。在 HBV 的三种抗原成分中（HBsAg、HBcAg、HBeAg），HBeAg 能穿过基膜与上皮下带正电荷 HBeAg 抗体结合形成免疫复合物。③自身免疫损伤。慢性 HBV 感染者机体可检出多种抗体，包括抗 DNA 抗体，提示 HBV 有可能通过自身免疫造成肾炎。现代分子生物学技术已检测到肾组织中有 HBV – DNA 的存在。

设计性实验 5　结核分枝杆菌病感染的微生物学检查

【教学内容】

1. 病例讨论，设计实验方案。

2. 对疑似结核分枝杆菌感染患者进行微生物学与免疫学检查。

【目的与要求】

1. 根据病例，设计疑似结核分枝杆菌感染患者的微生物学与免疫学检测方案。

2. 小组报告试验设计方案。

3. 根据方案做实验，写出实验报告。

【病例摘要】

南县，40 岁一女教师，已婚。

患者自诉近一年来反复咳嗽、低烧，夜间盗汗，偶有咯血，食欲下降，体重减轻，失眠，月经失调。在其单位诊所多次就诊，诊断为"支气管肺炎"，予以头孢哌酮和林可霉素静脉滴注进行消炎处理，但疗效不佳。体格检查发现：体温 37.8℃，脉搏 95 次/分，呼吸 24 次/分，血压 115/75mmHg，发育正常，营养较差，体型消瘦。右下肺叩诊清音，左肺叩诊清音，右下肺听诊呼吸音减弱。X 线胸片检查显示：右肺纹理增粗，右肺尖有片状阴影。

请根据该患者的病史要点、症状和体征，判断其可能感染何种病原体？应用所学的医学微生物学与免疫学知识设计一个实验方案对其进行确证。

【实验材料】

1. 患者的 24 小时痰液标本、改良罗氏培养基、抗酸染色液、4% NaOH、结核杆菌 PCR 诊断试剂盒、结核杆菌抗体检测试剂盒。

2. PCR 核酸扩增仪、恒温培养箱、酶标仪等。

【实验报告】

写出实验流程、实验结果和结果分析。

【思考与讨论】

1. 结核分枝杆菌主要通过什么途径传播？主要引起什么疾病？如何预防该病的传

播与流行？

2. 在该病的诊断中要与哪些呼吸道感染病原体进行鉴别？

设计性实验 6　模拟感染性粪便标本的病原学诊断

【教学内容】

1. 病例讨论，设计实验方案。

2. 模拟感染性粪便标本的病原学检查。

【目的与要求】

1. 根据病例，设计肠道感染粪便标本的病原生物学和免疫学检测方案。

2. 小组报告设计方案。

3. 根据方案做实验，写出实验报告。

【病例摘要】

病例 1　18 岁，男，民工。发热、腹痛、腹泻 1 天，神志不清 1 小时。

夏季某日下午 3 点左右无明显诱因出现阵发性脐周痛，发热，体温 40℃伴畏寒。次日凌晨 2 点腹泻 7～8 次，为黏液便，无脓血，量多。12 点体温 40.3℃，下午 2 点出现谵语、烦躁不安、呼之不应、大小便失禁。就医体检血压为零，怀疑"中毒性菌痢"并给予静脉滴注低分子右旋糖酐等扩容，升压后转入湘雅医院。

病例 2　60 岁，男，工人。腹泻黄色稀水便 18 天。

冬季某日晚无明显诱因感觉腹部不适，次日晨出现腹泻，每日二十余次，量多，为黄色稀水便；无腹痛和里急后重感，无发热。曾口服黄连素等药物无效。

病例 3　2 岁男儿。发热 6 小时，昏迷 1 小时，抽搐 3 次。

夏季某日下午 2 点许突然高热，体温 39.5℃。无咳嗽流涕、腹痛腹泻和呕吐。下午 4 点 50 分出现全身抽搐，四肢僵硬，双眼上翻，口吐白沫，持续 3～4 分钟。下午 5 点许又有 2 次抽搐，持续 3～5 分钟。晚 7 点患儿进入昏迷状态，呼之不应。就医某医院诊断"乙型脑炎"后转入湖南省儿童医院。查体：T 39.2℃，P 142 次/分，R 36 次/分，不规则，BP 12.1/7.4kPa（90/56mmHg）。患儿昏迷、牙关紧咬、面色灰白、口唇发绀、四肢末梢冰冷。浅表淋巴结未触及肿大。颈轻度抵抗、双侧膝腱反射亢进、双侧巴宾斯基征阳性。入院后给予温盐水流动灌肠，灌出大量白色脓样便，镜检发现红、白细胞满视野。

病例 4　4 岁男儿。持续发热半个月伴肝脾肿大。

7 月 2 日起发热，持续 38℃左右，下午达 39℃，无寒战，偶腹痛，无呕吐、腹泻，无盗汗。病后发现唇色渐变淡，腹部渐胀大。当地医院每日给小儿退热冲剂口服，并肌肉注射庆大霉素 2 万 U，每日 2 次。查体：T 38.8℃，P 100 次/分，消瘦，肤色苍黄，贫血外观，无其他皮疹及明显黄染。颈后、枕后、右腋下各有 3～4 个黄豆大淋巴结；左腋下、双颌下各有 1 个指头大淋巴结，活动、有压痛。腹部膨隆，肝右锁骨中线肋下

8.5cm、腋前线肋下 10.5cm、剑突下 4.5cm，脾左锁骨中线肋下 8.5cm，均中等硬度、光滑、触痛不明显。

病例 5 65 岁男性。腹泻、呕吐 20 小时。

夏季某日晚餐大量食入未加热的菜市场所购卤鸡。深夜突起十多次腹泻，先稀水便后转为米汤样便，无里急后重，脐部有隐痛。随后恶心呕吐共 7 次，吐出胃内容物，上腹不适，伴出汗和双下肢抽搐，无发热。次日下午就医检查血压 12.0/8.0kPa（90/60mmHg）。

病例 6 一青年农民，因黑色大便 8 天入院。

患者夏季下蔗田劳动后觉趾间、足背刺痒并出现红疹，次日转为水泡和脓疱，进而双下肢红肿伴发热、咳嗽。数日后红肿消退。1 个月后因剧咳在当地就诊，按"支气管炎"经抗菌治疗无效。近 8 天每日排黑色便数次。查体：贫血面容，两肺闻及湿性啰音。粪检：大便黑褐色，潜血试验（＋＋＋），红细胞（＋），涂片见少许寄生虫卵。

患者入院后仍每天排褐色稀便 2~3 次，并呈进行性贫血。疑为十二指肠溃疡出血转外科剖腹探查。术中发现空肠腔内积血，并见 200 多条长约 1cm 的线虫。

病例 7 湖南一男性青年矿工。腹胀、食欲不振 2 个月，腹泻呕吐 1 周。

患者近 2 个月出现纳差、食欲不振、腹泻、上腹疼痛、肝区不适等症状，无厌油史。近日因腹泻、乏力加剧伴呕吐来院就诊。患者喜在河溪中捉鱼煎烤。查体：神差，消瘦，巩膜及皮肤轻度黄染。肝肋下 1.5cm。疑为黄疸性肝炎。实验室检查：黄疸指数 16U，总胆红素 27mol/L，谷丙转氨酶 56U。大便常规检查见虫卵。

病例 8 湖南湘西中年农民，男。头痛、畏寒、高热 6 天，昏迷 1 天入院。

患者 6 天前因"受凉"后出现头痛、腰痛、畏寒，高热达 41℃。每天下午 2 时左右发作，出汗退热。经当地乡医院治疗无效并出现昏迷。患者两年前到中缅边界伐木，半月前返家。查体：T 39℃，P 104 次/分，R 25 次/分，BP 130/88mmHg。急性病容，昏迷，巩膜黄染。肝剑突下 4cm，表面光滑，质软，边缘钝，压痛（＋）。脾肋下 1cm，肝脾区叩痛（＋）。血象：Hb 87g/L，WBC 8.2×10^9/L，N 0.75，L 0.25。治疗经过：入院后给予补液、低流量给氧、抗生素、激素、脱水剂、退热剂等治疗，但患者一直处于烦躁不安、神志恍惚及昏迷状态。不规则发热，体温波动在 36.5℃~40℃之间。治疗数周无效而死亡。死亡诊断为溶血性贫血伴循环呼吸衰竭。

【操作步骤】

粪便标本 1~5 号的实验室检查。

【思考与讨论】

1. 根据所给 1~5 号病例摘要资料，你认为各患者最有可能感染了何种细菌？引起腹泻的常见细菌有哪些？可选择哪些病原学和免疫学检测方法？

2. 如何通过实验室明确诊断 1~5 号病例？请设计 1~5 号病例标本的实验检测方案，并在小组内介绍肠道感染的细菌学和免疫学检测程序。

3. 你所检查的 1~5 号病例粪便标本鉴定出何种病原？依据是什么？

4. 引起肠道感染的病原还有哪些？如何区别细菌性感染、病毒性感染和寄生虫感染？

5. 病例6~8中患者所患何病？有哪些诊断线索？应注意和哪些疾病鉴别？

6. 应补充哪些实验室检查以明确诊断6~8号病例？请设计可用的实验方法及可能出现的检查结果。

7. 从上述病例的误诊中，我们应吸取哪些教训？

8. 根据病例6做下列选择题（单选或多选）

（1）该患者可能患有（   ）

A. 螨虫病   B. 蛔虫病

C. 十二指肠钩虫病   D. 旋毛虫病   E. 美洲钩虫病

（2）该寄生虫的感染阶段是（   ）

A. 感染性蛔虫卵   B. 含旋毛虫幼虫的囊包

C. 感染性钩虫卵   D. 钩虫丝状蚴   E. 钩虫虫卵

（3）本病常用的治疗药物为（   ）

A. 甲苯哒唑   B. 阿苯哒唑

C. 左旋咪唑   D. 伊维菌素   E. 甲硝唑

（4）该寄生虫成虫对人体的主要危害是引起（   ）

A. 低血色素小红细胞型贫血   B. 全血性贫血

C. 慢性失血   D. 腹泻和异嗜症   E. 消化道出血

（5）该寄生虫的感染方式为（   ）

A. 经皮肤感染   B. 经胎盘感染

C. 经口腔或食道黏膜感染 D. 经昆虫刺吸血感染   E. 经输血感染

（6）该病的预防措施是（   ）

A. 加强粪便无害化处理   B. 加强个人防护

C. 服用铁剂   D. 改善饮食习惯   E. 治疗患者

（7）与该寄生虫幼虫侵入人体有关的劳作场所是（   ）

A. 香蕉园   B. 蔬菜园

C. 甘薯地   D. 水稻田   E. 桑园

（8）感染性幼虫侵入人体后到达寄生部位、发育为成虫所需时间为（   ）

A. 5~7 周   B. 1~2 周

C. 3~4 周   D. 6~7 周   E. 8~9 周

9. 填写表5-3、表5-4：

表5-3　人体寄生虫卵比较表

虫种	大小	形状	颜色	卵壳	卵盖	内含物	其他
受精蛔虫卵							

虫种	大小	形状	颜色	卵壳	卵盖	内含物	其他
未受精蛔虫卵							
蛲虫卵							
钩虫卵							
鞭虫卵							
肝吸虫卵							
肺吸虫卵							
血吸虫卵							
带绦虫卵							
短膜壳绦虫卵							

表 5 - 4　寄生虫病原学诊断法及其适用检查的虫种

病原学检查和免疫学检查		线虫					吸虫			绦虫				原虫			
		蛔虫	钩虫	鞭虫	蛲虫	丝虫	血吸虫	肺吸虫	肝吸虫	姜片虫	牛肉绦虫	猪肉绦虫	囊虫	痢疾阿米巴	贾第虫	疟原虫	利氏曼原虫
粪便检查	生理盐水直接涂片法																
	碘液涂片法																
	饱和盐水浮聚法																
	重力沉淀法																
	钩蚴培养法																
	毛蚴孵化法																
	肉眼检查成虫或节片																
肛周擦拭物检查																	
胆汁检查																	
痰液检查																	
活组织检查																	
内脏穿刺物检查																	
血液检查																	
免疫学检查	皮内试验																
	补体结合试验																
	环卵沉淀试验																

注：＋＋表示多用，＋表示可用，（＋）表示少用或查出的机会少。

设计性实验 7   淋病奈瑟菌感染的微生物学检查

【教学内容】

1. 病例讨论，设计实验方案。

2. 对疑似淋病患者的尿道口浓汁进行病原学检查。

【目的与要求】

1. 根据病例，设计疑似淋病患者尿道口浓汁的微生物学与免疫学检测方案。

2. 小组报告实验设计方案。

3. 根据方案做实验，写出实验报告。

【病例摘要】

男性患者，26 岁，未婚，自诉尿痛、尿道口红肿、流脓 2 天。

经询问患者病史得知：患者既往身体健康，5 天前在某娱乐场所有不洁性接触史，近 2 天出现尿道口红肿、黏液性分泌物逐渐增多、尿道口开始流脓等症状。查体：尿道口红肿，包皮水肿，尿道口有脓性分泌物流出，其余未见异常。

请根据该患者的病史要点、症状和体征，判断其可能感染何种病原体？应用所学的医学微生物学与免疫学知识设计一个实验方案对其进行确证，并应用药敏纸片做药物敏感试验，以指导临床用药。

【实验材料】

1. 患者尿道脓性分泌物、巧克力色血平板、革兰染液、淋病奈瑟菌核酸检测试剂盒、氧化酶试剂、淋球菌免疫荧光检测试剂盒。

2. 荧光显微镜、PCR 扩增仪。

【实验报告】

写出实验流程、实验结果和结果分析

【思考与讨论】

1. 淋球菌可通过哪些途径传播？感染后主要临床症状是什么？在微生物学检查中要注意与哪些病原体进行鉴别？

2. 临床上淋球菌的快速检测方法有哪些？

设计性实验 8   溶脲脲原体感染的微生物学检查

【教学内容】

1. 病例讨论，设计实验方案。

2. 对疑似溶脲脲原体感染患者进行病原学检查。

【目的与要求】

1. 根据病例，设计疑似溶脲脲原体感染患者的微生物学与免疫学检测方案。

2. 小组报告实验设计方案。

3. 根据方案做实验，写出实验报告。

【病例摘要】

某男，34 岁，已婚。

患者自诉近一周出现尿频、尿急及排尿时刺痛，尿道口常感觉刺痒。经询问病史得知：既往身体健康，无其他疾病，半月前曾到外地出差，期间有过一次不洁性接触，一周前开始出现尿道口轻度红肿，时有稀薄、浆液性分泌物自行流出，内裤上常有污秽物存在，晨起尿道口有少量黏液性分泌物封口。查体发现：用力挤压尿道口有稀薄黏液性分泌物流出，其余未见明显异常。

请根据该患者的病史要点、症状和体征，判断其可能感染何种病原体？应用所学的医学微生物学与免疫学知识设计一个实验方案对其进行确证。

【实验材料】

1. 尿道挤压分泌物或尿沉渣、溶脲脲原体液体培养基和固体培养基、溶脲脲原体诊断血清、溶脲脲原体 PCR 核酸检测试剂盒。

2. PCR 核酸扩增仪、CO_2 培养箱。

【实验报告】

写出实验流程、实验结果和结果分析。

【思考与讨论】

1. 溶脲脲原体主要通过哪些途径传播？感染后主要临床症状是什么？在微生物学检查中要注意与哪些病原体进行鉴别？

2. 溶脲脲原体感染有何主要危害？

设计性实验 9 几种市售洗手产品杀菌效果的检查

本实验主要为卫生事业管理专业开设。

【教学内容】

1. 选用生活中常用的一些洗手产品，设计实验方案对其洗手杀菌效果进行检测。

2. 化学消毒杀菌剂的作用机理介绍。

【目的与要求】

1. 将消毒灭菌方面知识应用于日常生活实践中，培养学生动手能力和综合应用知识解决实际问题的能力。

2. 小组报告实验设计方案。

3. 根据方案做实验，写出实验报告。

【实验材料】

1. 蓝月亮洗手液、威露士洗手液、滴露洗手液、舒肤佳香皂、力士香皂、玉兰油香皂、夏士莲香皂、纳爱斯香皂。

2. 普通营养琼脂、灭菌棉签、剪刀、灭菌生理盐水。

3. 恒温培养箱。

【实验报告】

写出实验流程、实验结果和结果分析。

【思考与讨论】

1. 各种洗手液与固体香皂的杀菌机理是什么？

2. 日常生活中应该怎样洗手才能达到较理想的杀菌效果？

设计性实验 10　食用猪肉的寄生虫学检疫

本实验主要为卫生事业管理专业开设。

【教学内容】

1. 选用日常生活中每天食用的猪肉，设计实验方案对其中可能感染猪带绦虫的囊尾蚴和旋毛虫的幼虫囊包进行检测。

2. 猪带绦虫病和旋毛虫病流行情况的介绍。

【目的与要求】

1. 将有关寄生虫的防治知识应用于日常生活实践中，培养学生动手能力和综合应用知识解决实际问题的能力。

2. 小组报告实验设计方案。

3. 根据方案做实验，写出实验报告。

【实验材料】

市场购买的新鲜猪肉及载玻片、剪刀、镊子、显微镜。

【实验报告】

写出实验流程、实验结果和结果分析。

【思考与讨论】

1. 猪肉在出售前应检疫哪些寄生虫？

2. 猪带绦虫和旋毛虫病是通过哪些途径感染的？

附图 常见病原生物形态

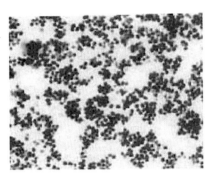

彩图1 葡萄球菌革兰染色（1000×）

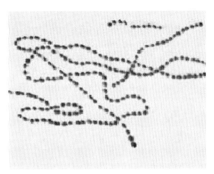

彩图2 链球菌革兰染色（1000×）

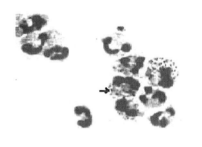

彩图3 淋病双球菌革兰染色（1000×）

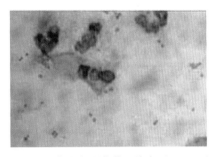

彩图4 脑膜炎奈瑟菌革兰染色（1000×）

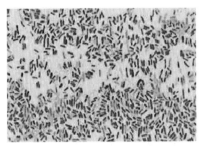

彩图5 大肠杆菌革兰染色（1000×）

彩图5 霍乱弧菌革兰染色（1000×）

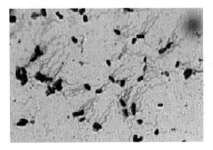

彩图7 伤寒杆菌鞭毛染色（1000×）

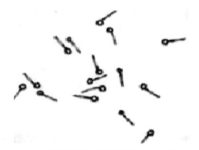

彩图8 破伤风梭菌芽胞染色（1000×）

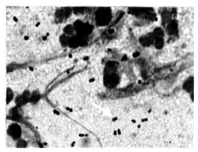

彩图9 肺炎链球菌革兰染色（1000×）

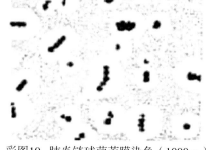

彩图10 肺炎链球菌荚膜染色（1000×）

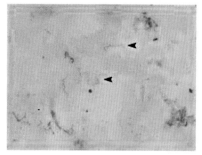

彩图11 钩端螺旋体镀银染色（1000×）

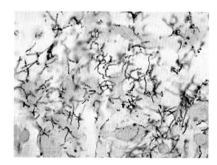

彩图12 梅毒螺旋体镀银染色（1000×）

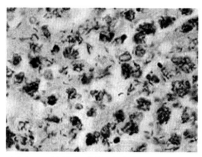

彩图13 结核杆菌抗酸染色（1000×）

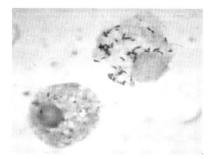

彩图14 立克次体姬姆萨染色（1000×）

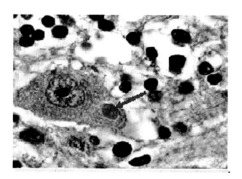

彩图15 狂犬病毒包涵体HE染色（400×）

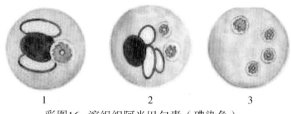

彩图16 溶组织阿米巴包囊（碘染色）

1为单核包囊；2为双核包囊；3为成熟包囊（4核）

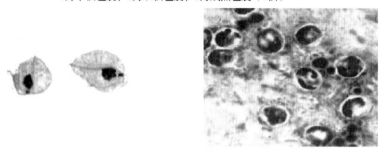

彩图17 阴道毛滴虫（400×）　　　　彩图18 隐孢子虫（400×）

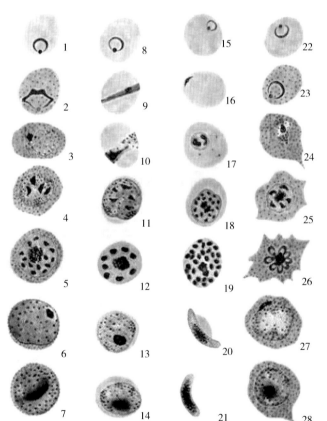

彩图19 四种疟原虫红细胞内形态

1~7为 间日疟原虫；8~14为 三日疟原虫；15~21为恶性疟原虫；22~28为卵形疟原虫；

1、8、15、16、22、23为环状体；2、3、9、10、17、24为大滋养体；4、11、18、25为早期滋养体；

5、12、19、26为成熟裂殖体；6、13、20、27为雌配子体；7、14、21、28为雄配子体

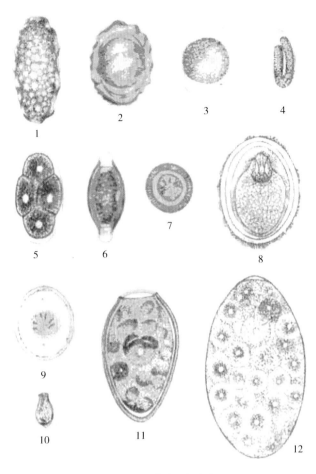

彩图20　人体常见蠕虫卵

1.蛔虫卵（未受精）；2.蛔虫卵（受精卵）；3.蛔虫卵（脱壳卵）；4.蛲虫卵；
5.钩虫卵；6.鞭虫卵；7.带绦虫卵；8.血吸虫卵；9.短小绦虫卵；10.肝吸虫卵；
11.肺吸虫卵；12.姜片虫卵